ÉTUDE

SUR LES

LUXATIONS ANCIENNES

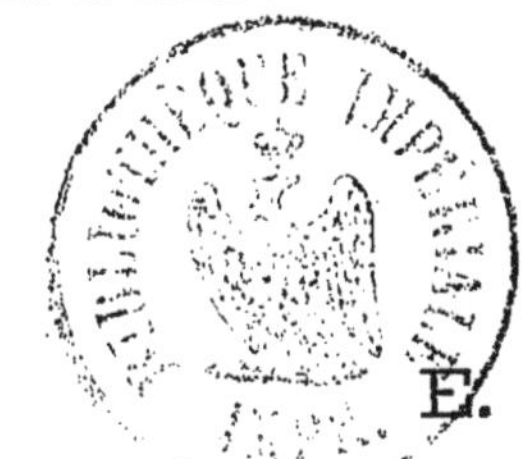

PAR

E. LAFAURIE

DOCTEUR EN MÉDECINE

Ancien interne de l'hôpital civil et militaire de Limoges
(Lauréat de l'École)

Ancien interne en médecine et en chirurgie des hôpitaux de Paris
(Lauréat des Hôpitaux)

Médailles de bronze de l'Assistance publique

PARIS

VICTOR MASSON ET FILS, ÉDITEURS

PLACE DE L'ÉCOLE-DE-MÉDECINE

1869

La question que je me propose d'étudier, est une de celles qui, de tout temps, ont le plus vivement préoccupé les chirurgiens. Elle a suscité de nombreux travaux, éveillé de fréquentes discussions au sein des sociétés savantes, et cependant on ne peut la croire épuisée lorsqu'on voit les praticiens les plus éminents hésiter en présence d'une vieille luxation. Samuel Gross (*A System of surgery*) confesse de bonne foi que jamais il ne s'est chargé d'une luxation ancienne ou quelque temps négligée, sans souhaiter vivement dans son for intérieur qu'elle fût tombée en d'autres mains, tant il a toujours éprouvé de désappointement et d'anxiété dans l'attente du résultat auquel aboutissaient ses efforts de réduction, et nous sommes obligé de reconnaître que les appréhensions du chirurgien anglais n'ont rien d'exagéré. Des succès incertains, souvent acquis au péril des plus graves lésions par de longs et pénibles efforts, ne sauraient nous faire oublier combien de malades restent encore infirmes après d'inutiles tentatives, tandis que d'autres, livrés à eux-mêmes, arrivent à retrouver peu à peu la plus grande partie des fonctions perdues, sans avoir couru le moindre danger. Aussi est-il permis de se demander dans

1

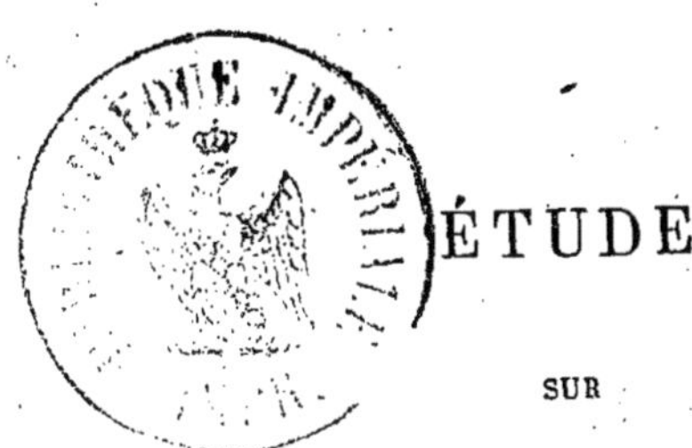

ÉTUDE

SUR

LES LUXATIONS ANCIENNES

Paris. — Typ. PILLET fils aîné, 5, rue des Grands-Augustins.

quelles limites reste réellement utile l'intervention active, jusqu'à quel point elle doit être appliquée indifféremment à toutes les luxations, en ne tenant compte que de leur ancienneté, au lieu d'interroger les indications bien autrement importantes fournies par une étude attentive de la lésion elle-même, et si, dans les cas désespérés, la maladie doit être abandonnée et jugée irrévocablement incurable. En somme, quel est le traitement rationnel des luxations anciennes? Quelles sont les luxations que l'on doit chercher à réduire, et quelles sont celles qu'il est prudent de ne soumettre à aucune violence? Est-il possible de rétablir dans une mesure suffisante les mouvements d'un membre luxé et ne vaut-il pas mieux, en certains cas, utiliser une articulation nouvelle que la détruire? Tel est le problème que je vais m'efforcer de résoudre en m'appuyant sur les nombreuses observations que j'ai pu réunir. Mais je crois utile, avant tout, d'étudier d'une manière générale l'anatomie pathologique des luxations anciennes, en insistant surtout sur les articulations qui sont le plus souvent luxées.

Qu'il me soit permis, tout d'abord, de remercier mon excellent maître, M. Léon Le Fort, qui m'a inspiré ce travail, de la bonne grâce avec laquelle il a bien voulu m'aider de ses conseils et mettre à ma disposition sa riche bibliothèque.

ÉTUDE

SUR

LES LUXATIONS ANCIENNES

HISTORIQUE

Considérée au point de vue de l'observation clinique, l'histoire des luxations remonte aux temps les plus reculés. Il semble qu'on leur ait toujours distingué trois périodes, caractérisées : la première, par le déplacement des surfaces articulaires, et les lésions immédiates des parties molles qui lui sont consécutives ; la seconde, par le développement plus ou moins rapide d'une inflammation dont la durée et l'intensité sont excessivement variables ; la troisième, enfin, par la chute des phénomènes inflammatoires, la disparition des douleurs et la persistance du déplacement, qui devient de plus en plus rebelle aux tentatives de réduction. Si les rapports anormaux persistent, on voit le malade exécuter peu à peu quelques mouvements et souvent tirer parti du membre luxé ; mais il reste infirme et, tout en conservant les signes indélébiles de la luxation, il acquiert une physionomie particulière, qu'Hippocrate a parfaitement saisie et dont il nous a transmis un tableau d'une remarquable exactitude.

Nul après lui n'a su mieux exposer les diverses attitudes propres aux luxations de la hanche, les déformations qu'elles

entraînent, la démarche singulière qui les caractérise. L'é-
tendue des mouvements acquis par les os dans leur nouvelle
situation, l'atrophie des muscles, l'arrêt de développement
des leviers osseux ne lui avaient pas échappé, et il distingue
très-bien, à ce sujet, les effets des luxations non réduites
sur un adulte, des luxations non réduites de naissance ou
sur un sujet encore dans la période de croissance. Il ne né-
glige, du reste, aucune articulation, et il n'y aurait rien à
reprendre ni à ajouter, a dit Malgaigne, si Hippocrate avait
aperçu l'arrêt de développement de la portion du membre
supérieure à la luxation. Il n'a pas signalé, en effet, les déformations de l'os iliaque causées par les déplacements du
fémur, et cela lui eût été possible, car si l'anatomie pathologique lui a fait défaut, il avait certainement observé des
accouchements laborieux. Mais, reconnaissons que ce qu'il
n'a pas saisi dans ces cas difficiles, quoiqu'il se soit peut-être
un peu plus spécialement occupé des luxations congénitales,
ses successeurs ne s'en sont pas rendu compte, et c'est à
une époque qui est pour ainsi dire la nôtre, que les accou-
cheurs ont commencé à soupçonner ce fait important.

Mauriceau avait vu que les boiteuses ont quelquefois les os
du bassin mal conformés. Peu, vers la même époque, refusait
en mariage une jeune fille boiteuse qui, devenue enceinte,
eut une grossesse très-difficile et mourut au huitième mois.
Plus tard, vers le milieu du XVIIIe siècle, Levret faisait remarquer que les femmes devenues boiteuses après vingt ans,
n'ont pas le bassin déformé, mais qu'il est rare qu'il en arrive autant à celles à qui la claudication est arrivée en bas
âge. Toutefois, il faut arriver jusqu'à Mme Lachapelle,
Dugès et Velpeau, pour trouver nettement indiquées les
déformations du bassin à la suite d'amputations de cuisse
ou de luxations accidentelles non réduites. Les nombreux
travaux publiés depuis, et entre autres le mémoire remar-

quable de Sédillot, ont eu surtout en vue les déformations consécutives aux luxations congénitales.

Ainsi, le jour s'est fait bien lentement dans cette question aujourd'hui à peu près résolue; mais je tiens aussi à faire remarquer que, si les altérations de l'os iliaque sont connues, on s'est encore peu occupé des modifications imprimées aux parties sous-jacentes, à l'articulation du genou, à l'articulation du coude-pied, modifications excessivement nettes sur une pièce déposée au musée Dupuytren. Je pourrais en dire autant des altérations de forme du tibia dans les luxations anciennes de la rotule, des caractères de la clavicule dans les luxations de l'épaule, du relâchement des ligaments de cette articulation elle-même, lorsqu'elle exécute les mouvements de pronation supprimés à l'avant-bras par une luxation comme par toute autre cause. Ce sont là autant de lésions importantes à connaître pour le traitement.

Quoi qu'il en soit, la description d'Hippocrate a servi de modèle pendant des siècles, et aujourd'hui encore nous ne saurions mieux dire ce qu'il nous a enseigné. Aussi est-il probable qu'il n'a fait lui-même que nous transmettre les observations de ses prédécesseurs. Le goût particulier des anciens pour les jeux, les luttes et les divers exercices du corps, devait les prédisposer à toutes sortes de traumatismes, et nous savons que, dès avant Hippocrate, des médecins étaient attachés aux gymnases et aux palestres pour remédier aux accidents qui y survenaient. Or, la réduction des luxations par la méthode palestrique semble indiquer que ce genre d'accident était parfaitement connu des médecins des gymnases, et il devait l'être depuis bien plus longtemps encore, s'il était vrai, comme l'a entendu dire Hippocrate, que les Amazones faisaient subir à leurs enfants du sexe masculin, dès le bas âge, une luxation, soit aux genoux, soit aux hanches, afin, sans doute, de les rendre boiteux et d'em-

pêcher ces hommes de rien tramer contre les femmes, puis
se servaient de ces infirmes comme ouvriers, pour les métiers de cordonnier, de forgeron et autres métiers séden-
taires. « Je ne sais si ce récit est vrai, ajoute-t-il, mais ce
que je sais, c'est que les choses se passeraient de la sorte si
on estropiait les enfants en bas âge. » — Hipp., t. IV.
Ed. Littré.

Les observations d'Hippocrate devaient tout naturelle-
ment, un jour, être complétées par l'étude des lésions anatomiques, et nous avons déjà constaté quelques progrès.
Mais il fallait d'abord se faire une idée parfaite des organes
et constituer l'anatomie normale des articulations. Galien,
qui avait acquis sur ce point des connaissances assez étendues, chercha à en faire l'application aux déplacements des
os. Toutefois il ne put qu'indiquer la voie à suivre, et,
plus tard, les entraves fâcheuses apportées aux dissections
vinrent malheureusement arrêter les travailleurs, et sus-
pendre les recherches. Aussi faut-il, pour ce qui concerne
l'anatomie pathologique des luxations anciennes, descendre
jusqu'au seizième siècle, sans tenir compte des travaux antérieurs, et encore à cette époque ne possédait-on que des
notions très-incomplètes. Ambroise Paré, et Fabrice d'Aquapendente n'en savait pas plus que lui, nous transmet en ces
termes les notions de ses contemporains : « Lorsque les
testes de l'os adiutoire ou femoris, ont ià fait par diuturnité
de temps, un lieu broyé et battu, auquel elles sont descen-
dues ou montées, iamais les os ne pourront demeurer dans
leurs iointures, encore qu'on les y ait bien réduits, pource
que la cauité de la iointure s'est remplie de cest humeur
glaireux, lequel s'endurcit et augmente, qui fait que l'os
ne peut entrer ny demeurer dans sa iointure et que la teste
des dits os a fait autre lieu ou cauité tenant la place des dits
os, la quelle est broyée et calleuse : de là vient que, quand

les os sont remis, ils ne peuvent tenir en leur place à cause
que la chair qui estoit autour occupe la cauité de l'os et
celle là qui est demeurée calleuse et dure tient alors lieu
de la iointure. » (Ambr. Paré, t. II. Edit. Malgaigne.)

Un siècle plus tard, J.-L. Petit, malgré la science anatomique qui lui avait permis de pousser plus loin qu'on ne
l'avait encore fait l'étude des maladies des os et des articulations, n'ajoute absolument rien sur ce qu'on savait déjà,
par le livre d'Ambroise Paré, des luxations qui n'ont pas
été réduites, et les écrits de son temps n'indiquent pas
qu'on fût plus avancé. Il a cependant entrevu les obstacles
apportés par la capsule à la rentrée de l'os dans sa cavité ;
mais ceci s'applique tout aussi bien aux luxations récentes,
lorsqu'il prétend que si le cercle du ligament n'a pas été
rompu, ce sera l'air qui empêchera la réduction, parce que
la tête s'appliquera avec assez de justesse à ce ligament
pour que l'air ne puisse sortir que par une impulsion violente de la tête de l'os. Supprimons l'air qui, pressé et
chassé, produisait le bruit que l'on entend souvent en réduisant les luxations, et nous pourrons constater un progrès.

Bientôt après était fondée l'Académie royale de chirurgie,
et Moreau publiait, dans le deuxième volume de ses Mé-
moires, la description d'une luxation ovalaire très-ancienne,
sur une pièce recueillie par Morand dans le cimetière des
Invalides. Cette pièce, qu'il présentait comme un exemple
remarquable des ressources de la nature dans les cas de
luxations de la cuisse qui n'ont pas été réduites, éveilla
vivement l'attention. Les lésions subies à la longue par les
surfaces mises en contact, venaient enfin d'être nettement
exposées. On possédait déjà, du reste, des connaissances un
peu plus précises, car, peu de temps après, Hunter traçait
en quelques lignes l'anatomie des articulations accidentelles.

Il signalait l'absorption des surfaces osseuses par le frotte-
ment et la pression des deux os l'un contre l'autre, l'inflammation adhésive ossifique au pourtour de l'os et, enfin, le
liquide sécrété dans la cavité ainsi formée, le tout consti-
tuant réellement une articulation.

A la suite de ces travaux, de nouvelles observations et
des recherches partielles firent mieux connaître les obstacles
apportés à la réduction. Le mémoire de Guyennot sur une
luxation qu'il réduisit après deux ans, était très-propre à
stimuler les études dans ce sens, et lorsque nous arrivons à
Desault, puis à Boyer, nous trouvons une description beaucoup plus avancée de ces fausses articulations que M. Cruveilhier a si justement dénommées des néarthroses. Thomson
d'abord, puis Ast. Cooper, en Angleterre, étaient arrivés
aux mêmes résultats.

A Malgaigne revient la gloire, sinon d'avoir complété
l'œuvre depuis si longtemps commencée, du moins de l'avoir
conduite aussi loin que possible. Il analyse les faits, étudie
l'état des parties dans leurs moindres détails; il se rend
compte des diverses transformations subies et des obstacles
qu'elles peuvent apporter à la réduction, et, en résumé, il
met la dernière main à l'anatomie des luxations anciennes.
D'autres, après lui, ont pu mieux voir les proliférations du
tissu cellulaire autour de la tête déplacée, la nécrobiose des
cartilages d'encroûtement, les chondroplastes et les ostéophytes des nouvelles surfaces, mais au fond rien n'est
changé et la question qu'il s'était posée, mais qu'il n'a pu
résoudre faute d'observations, nul ne l'a encore résolue.
Il serait très-important, en effet, comme il l'a fait remarquer, de savoir à quelle date sont accomplies les diverses
transformations des tissus, afin d'avoir une règle pour fixer
le terme au delà duquel toute réduction est impossible.
Mais la difficulté serait grande, même avec des observations,

parce qu'il faudrait supposer que ces transformations s'accomplissent toujours suivant une même loi et dans un même espace de temps. Il serait mieux peut-être d'écarter la question telle que l'avait posée Dupuytren pour chercher des indications et des contre-indications à la réduction. Cette question de temps, qui n'est pas la seule à se poser, a trop laissé dans l'ombre les altérations subies par les vaisseaux et les nerfs au voisinage des néarthroses, et Malgaigne lui-même s'en est à peine occupé. Il est vrai que presque toutes les observations sont muettes à cet égard, et c'est à peine si on peut en trouver quelques-unes où il en soit question, même dans les Bulletins de la Société anatomique, dont les travaux, il faut le reconnaître, ont puissamment contribué à réaliser le progrès constaté dans l'ouvrage de Malgaigne.

L'anatomie pathologique, ignorée des anciens, ne leur permit pas de se rendre compte des résistances qu'ils rencontraient dans la réduction des luxations ; aussi poussèrent-ils très-loin leurs tentatives, s'appliquant surtout à la construction des machines puissantes dont Oribase nous a laissé la description dans son traité *De machinamentis*. Ils connaissaient, du reste, à peu près tous les procédés de réduction actuellement en usage, et savaient très-bien qu'au bout d'un certain temps il devenait inutile de torturer les malades. Hippocrate lui-même les avait avertis en disant que l'ambe était la seule méthode qui triomphait des luxations anciennes, si toutefois le temps n'avait pas déjà produit l'envahissement de la cavité articulaire par les chairs et si la tête de l'humérus ne s'était pas créé par la pression une loge dans le lieu où le déplacement l'avait portée : « ou plutôt, je pense, ajoute-t-il, qu'une luxation du bras même aussi ancienne, se réduirait par cette méthode (que ne déplacerait un levier régulièrement appliqué !); mais je croirais que l'os ne resterait pas en place et que la luxation se reproduirait comme auparavant. » Ceci ne les empêcha pas de se montrer excessivement hardis, tout en ne dépassant guère les limites que nous savons respecter aujourd'hui. Cependant, Fabrice de Hilden s'opposait en vain, mais de toute son énergie, à la réduction d'une luxation de la cuisse qui datait de quinze semaines et contre laquelle échouèrent quatre tentatives successives. Sa prudence, qui pouvait paraître exagérée à pareille époque, tenait à ce qu'il avait vu plusieurs cas de cette espèce, et qu'il se souvenait que loin de soulager les blessés, on aggravait leur mal. J.-L. Petit avait été témoin d'accidents même plus graves, mais il en tenait peu de compte, se sentant encouragé par ses succès sur des luxations de six mois et un an. Alors même qu'il ne semblait rester aucun espoir, il conseillait d'essayer, car, disait-il, le pis qu'il en puisse arriver, c'est de ne pas réussir ; on n'a rien à se reprocher quand on ne réussit pas, pourvu que l'on ait fait tout ce que l'art prescrit ; d'ailleurs on réussit quelquefois, et il suffit qu'on puisse réussir une fois pour qu'on soit obligé de faire les tentatives. Le grand chirurgien oubliait trop facilement les fractures de l'humérus, les lésions vasculaires et les inflammations profondes qu'il avait pourtant bien notées. Aussi un tel raisonnement ne put séduire ni Monteggia, ni B. Bell, qui pourtant n'ignoraient pas le succès de Guyennot, en France, et les tentatives heureuses de White et de Freech en Angleterre. Monteggia regarde comme irréductibles les luxations des articulations orbiculaires après un mois et demi, et Bell recommande de ne pas trop insister.

L'autorité de Bell eut une grande influence sur les chirurgiens de son époque. Desault fut un des plus timides, et ce ne fut que dans les deux années qui précédèrent sa mort, au dire de Bichat, qu'il osa tenter la réduction de luxations qui dataient de deux mois et demi et même trois mois. Samuel Cooper se garda bien d'aller aussi loin et s'abstint toujours après le premier mois pour les articulations orbiculaires, après le vingt-quatrième jour pour les ginglymes. Boyer regardait le succès comme fort douteux après un mois ou six semaines. Il avait réduit des luxations de deux mois et même d'un temps plus long; mais dans ces cas exceptionnels, il supposait un retard apporté au travail qui assujettit les os dans leur nouvelle position. C'était aussi l'avis d'Astley Cooper; mais ce dernier posait comme limites huit semaines pour les luxations de la cuisse, et trois mois pour les luxations de l'épaule. Or, ce qui arrêtait surtout ces derniers chirurgiens, c'était la crainte des accidents que pouvaient entraîner les tentatives de réduction, et cette crainte ne tarda pas à être de nouveau justifiée. Bientôt, en effet, Flaubert, de Rouen, publiait dans le Répertoire d'anatomie et de physiologie, un mémoire sur une série d'accidents graves survenus pendant les tentatives de réduction. On fut effrayé, et peut-être la pratique des chirurgiens les moins hardis allait-elle l'emporter, quand parut le mémoire de Marx pour faire contre-poids à celui de Flaubert. Ce dernier mémoire eut pour but de démontrer que la pratique malheureuse de Flaubert était le fait du hasard et que l'on pouvait sans danger dépasser les limites qu'elle semblait vouloir imposer. Dupuytren avait réduit une luxation de la cuisse datant de soixante-dix-huit jours, et il professait que l'humérus peut être réduit au bout de deux, de six mois, un an et même deux ans, si l'on est sûr que les surfaces articulaires sont à l'état normal. Or, comment Dupuytren s'assurait-il, sur le vivant, de l'état des surfaces articulaires?

De nos jours, la découverte de l'anesthésie fit espérer un moment qu'il serait enfin possible d'aborder les luxations les plus anciennes. Le chloroforme, la moufle, le dynamomètre parurent suffisants pour surmonter tous les obstacles, sans exposer aux mêmes dangers. Malgaigne et Sédillot se mirent à l'œuvre et obtinrent les plus beaux résultats. Il survint cependant des accidents et des insuccès, et Malgaigne dut reconnaître que les luxations incomplètes seules permettaient d'atteindre les dernières limites auxquelles on fût encore arrivé. Le premier, il a attaché une grande importance au degré même du déplacement, tout en allant plus loin que la plupart de ses devanciers. « Pour mon compte, dit-il, je n'hésiterais pas à tenter la réduction d'une luxation incomplète de l'humérus au bout d'un an, d'une luxation sous-coracoïdienne au bout de six mois et plus ; tandis qu'après quatre ou cinq mois, une luxation intra-coracoïdienne me laisse peu d'espérance, et que j'en ai encore bien moins après deux ou trois mois pour une luxation sous-claviculaire. » Il avait déjà écrit que dans les luxations complètes du coude il ne faut pas espérer d'obtenir une réduction après plus de deux mois et demi ou tout au plus trois mois de date, tandis que dans les luxations incomplètes le succès est à peu près certain, et ceux qui croient avoir réduit des luxations complètes du coude datant de cinq ou six mois, ont certainement, d'après lui, porté un diagnostic erroné malgré leur expérience chirurgicale. Malheureusement, les efforts de Malgaigne ont peu réussi à bien établir ce diagnostic, et avant de commencer des tentatives on ne peut trop le prendre pour guide. Il accepte le délai de Cooper pour les luxations iliaques complètes, mais pour les luxations incomplètes il va jusqu'à un an, et pourtant son premier essai devait peu l'encourager, puisqu'il fractura le fémur. Il s'agissait d'une luxation iliaque incomplète qui datait de sept mois et demi. Il ne connaît pas d'exemple de tentatives de réduction pour des luxations ilio-pubiennes anciennes, mais il n'y aurait, même après cinq ou six mois, que la transformation en luxation complète qui pût le faire reculer. Je signalerai plus tard les observations qui ont trait aux réductions les plus anciennes. Malheureusement, il existe dans la plupart une lacune regrettable, en ce qui regarde les suites de l'opération. Il eût fallu se rendre compte des avantages qu'en avait retirés le malade. L'anatomie pathologique nous apprendra que les surfaces peuvent être tellement déformées, qu'il eût été préférable de laisser les os dans leurs nouveaux rapports. Aussi ne sommes-nous pas de l'avis de M. Maisonneuve qui, dans un moment d'enthousiasme, est venu dire à la Société de chirurgie (1850) qu'à l'aide des anesthésiques on peut encore essayer la réduction au bout de dix à douze ans, grâce aux moyens que nous connaissons aujourd'hui. Il sera certainement toujours possible de luxer une néarthrose, mais l'ancienne cavité n'existera déjà plus dans bien des cas. M. Velpeau, dont on ne peut nier la grande expérience, ne dépassait guère les limites respectées par Cooper, et, dans ses cliniques, il conseillait un examen attentif de l'articulation. Quand on pense, disait-il, qu'il a pu y avoir des déchirures étendues, que les tissus sont indurés, il faut faire des tentatives très-prudentes, employer peu de force, et alors, il faut le dire, on a peu de chances de réussir. Billroth, qui admet que la réduction d'une luxation de l'épaule peut encore se faire après des années, a soin de nous avertir un peu plus loin, que dans ces cas, le résultat d'un traitement consécutif très-pénible et très-long ne récompense nullement les peines et la patience de la part du malade et du médecin, et que le résultat, dans ces cas, est à peine plus favorable que quand on laisse le membre dans la position anormale où il se trouve peut-être depuis des mois et des années. C'est aussi l'opinion des chirurgiens anglais. M. Richet va peut-être un peu plus loin ; mais si, après quatre ou cinq mois, il permet de faire quelques tentatives, c'est à condition qu'on usera de la plus grande réserve, parce qu'alors on fait courir au malade des dangers tels qu'ils ne peuvent être mis en balance avec les avantages douteux d'une réduction opérée en de pareilles conditions. Dans ces derniers temps nous voyons de nouveau dominer une sage prudence. M. Dolbeau réduit une luxation du coude de soixante jours avec l'appareil de Robert et Colin, mais en s'entourant des précautions qu'il sait toujours prendre en pareils cas, et M. Verneuil essaye de remédier à une luxation du même genre à l'aide de l'appareil de Mathieu, mais, voyant qu'il ne réussit pas, il s'en tient là après une traction de 110 kilos, se gardant bien de se livrer à des efforts qui auraient pu devenir dangereux. Plus récemment enfin, M. Broca tente la réduction d'une luxation de la cuisse à cinq mois, mais il déclare qu'il est convaincu que la luxation sacro-sciatique doit devenir promptement irréductible, peut-être même comme le dit Malgaigne après quinze jours, et en pareil cas il s'abstiendrait après cette époque.

Le chloroforme n'a donc pas opéré une révolution dans le traitement des luxations anciennes, et cela se conçoit, il ne remédie qu'à un seul obstacle d'une faible importance en pareil cas, à la contraction des muscles. Il a son indication, mais on ne peut lui demander plus qu'il ne peut donner.

Quant à la ténotomie, aux sections des muscles et des liens fibreux de nouvelle formation, elles ont encore été trop peu appliquées pour qu'on puisse les juger définitivement. Elles semblent délaissées ou du moins réservées pour les cas particuliers.

En somme, l'histoire des diverses opinions nous laisse encore dans un doute assez grand pour que M. Tillaux ait été parfaitement autorisé à porter devant la Société de chirurgie cette question si souvent débattue : Jusqu'à quelle époque est-on autorisé à tenter la réduction d'une ancienne luxation en général ?

Il y a toujours eu deux camps en présence. Dans l'un, les chirurgiens hardis ; dans l'autre, les chirurgiens prudents. Les premiers eurent toujours en vue la réduction à atteindre ; les seconds, les accidents à éviter. Ceux-là déclarent le malade estropié lorsqu'ils ne réussissent pas ; ceux-ci prétendent au contraire que le membre dans sa position anormale retrouve assez de mouvements pour qu'il ne soit pas permis d'exposer le patient à de nouvelles lésions. N'allez pas trop loin, disent Cooper et Velpeau ; le membre, dans les luxations anciennes, sera aussi utile luxé que réduit. Réduisez, dit Malgaigne, de telles conclusions ne sont pas justifiées. Tel est en quelques mots l'état de la question.

ANATOMIE PATHOLOGIQUE.

Quand une luxation n'a pas été réduite, il s'établit constamment, autour de la partie déplacée, un travail inflammatoire qui a pour but : 1° le développement d'une articulation nouvelle ; 2° la disparition des éléments de l'articulation ancienne. Ce travail remarquable s'accomplit progressivement et avec une rapidité qui varie suivant les sujets et atteint une perfection plus ou moins grande. Il doit être étudié dans tous ses détails.

1° Articulation nouvelle. — *Néarthrose.* — Les néarthroses, consécutives aux luxations d'origine traumatique, se développent toutes d'après une même loi, qui consiste dans la réunion par ankylose périphérique des surfaces osseuses, et dans les modifications mutuelles de ces surfaces à leur point de contact. Roides au début, elles finissent, à la longue, par acquérir des mouvements assez étendus. Ce ne sont d'abord que des espèces d'arthrodies, mais en se perfectionnant elles arrivent à remplir une partie des fonctions de l'articulation détruite, sur laquelle on les trouve pour ainsi dire calquées. En ce cas, elles imitent assez bien les articulations normales pour qu'on puisse, comme à elles, leur distinguer des surfaces articulaires, des moyens d'union, une synoviale, des mouvements propres.

A. *Surfaces articulaires.* — Les surfaces articulaires des néarthroses s'adaptent exactement l'une à l'autre, parce que l'extrémité déplacée est venue porter son empreinte là où elle s'est fixée ; mais cette extrémité a subi des modifications importantes qui, la plupart, sont l'effet de la pression et des tractions musculaires. Il en résulte que rien n'est plus variable que la configuration des parties luxées. On a trouvé la tête du fémur et celle de l'humérus ellipsoïdes, aplaties en divers sens, et même prismatiques et à plusieurs faces ; la trochlée humérale aplatie d'avant en arrière, la rotule atrophiée. Leurs faces sont ordinairement inégales, rugueuses, élevées en certains points, déprimées en d'autres. La tête de l'humérus, par exemple, présente, sur presque toutes les pièces du musée Dupuytren, une rainure allongée au point où elle vient appuyer sur le rebord de la cavité glénoïde. Cette rainure, que Malgaigne a signalée dans les luxations incomplètes du fémur, est creusée dans l'os assez profondément pour qu'il soit possible de la distinguer de la ligne qui sépare la tête du grand trochanter. Elle était allongée de sept lignes sur deux, dans un cas observé par M. Parmentier. On ne saurait donner une meilleure preuve de l'influence des pressions prolongées sur la forme des os.

Les irrégularités les plus prononcées permettent cependant de reconnaître une disposition constante ; c'est l'aplatissement de la tête sur l'os auquel elle s'applique. Elle conserve à ce niveau un aspect uni, presque lisse, dans une étendue qui varie avec les mouvements acquis et dont les limites sont faciles à constater. Il en résulte une surface indépendante qui reste seule réellement articulaire. Son siége, sa forme, sa direction tiennent uniquement à la position du membre, mais se modifient par l'exercice. Il serait facile, étant donnée une vieille luxation, de distinguer sa variété par l'examen des surfaces articulaires. Ainsi, dans les luxations iliaques, ces surfaces sont obliques de haut en bas et d'arrière en avant; elles sont horizontales dans les luxations ischiatiques, légèrement obliques de haut en bas et d'avant en arrière dans les ilio-pubiennes. Dans les luxations de l'humérus elles sont verticales ou obliques, et regardent en avant et en dedans. On les trouve sur la face postérieure de la tête dans les luxations en avant, sur la face antérieure dans les luxations en arrière. Ceci peut avoir son application, mais à notre point de vue, il est surtout utile de constater que cette disposition devient moins nette à mesure que les mouvements reparaissent, la surface articulaire se modifiant assez, sous leur influence, pour présenter des limites de moins en moins étroites.

Les éminences voisines conservent parfois leur aspect, mais souvent aussi elles portent des traces de fracture et d'arrachement, ou bien encore elles s'atrophient, s'hypertrophient, se transforment suivant le degré de la pression qu'elles subissent, et suivant l'état des muscles auxquels elles donnent insertion. L'opinion qui attribue à la traction musculaire le développement des tubérosités d'insertion pourrait être justifiée ici en certains cas, cependant il est rare de voir s'établir une juste proportion entre le volume des saillies osseuses et la force des muscles. Les causes de déformation sont du reste trop nombreuses pour qu'on puisse savoir exactement ce qui doit être attribué à chacune. Ainsi, les frottements répétés de la grosse tubérosité de l'humérus contre le rebord glénoïdien, du grand trochanter contre le

sourcil cotyloïdien, font de ces éminences de véritables surfaces articulaires. Dans les luxations latérales internes du
coude, l'épitrochlée se substitue à la trochlée et oppose à la
cavité sigmoïde une nouvelle surface lisse et polie. Une pièce
déposée au musée Dupuytren par M. Broca, et dont je regrette
de n'avoir pu trouver la description, en fournit un exemple
remarquable. L'avant-bras a subi une luxation incomplète
en arrière et en dedans, et, sous l'influence de la rotation du
membre, la cavité sigmoïde est venue s'accoler à l'épitrochlée.
Celle-ci, presque méconnaissable, représente assez bien un
condyle isolé du reste de l'os par une rainure profonde qui
se porte de la cavité olécrahienne à la face antérieure de
l'humérus. Elle a le volume du condyle huméral à l'état normal,
et sa face articulaire arrondie est parfaitement lisse. La cavité sigmoïde qui la reçoit est très-grande, mais elle ne paraît
s'articuler avec elle que dans sa moitié antérieure. De plus,
la trochlée et le condyle ne forment plus qu'une forte tubérosité dont la face interne, immédiatement en dehors de
l'échancrure indiquée, est coupée obliquement de haut en bas
et de dedans en dehors par une surface articulaire à laquelle
s'appuie la tête du radius taillée en sens inverse et considérablement hypertrophiée. Il est très-probable que quelques
mouvements avaient reparu, mais la direction devait en être
très-modifiée. M. Demeaux a observé un fait d'une autre
nature, mais non moins remarquable. Sur une luxation qu'il
a présentée à la Société anatomique, le grand trochanter avait
pris la place de la tête humérale dans la cavité glénoïde et
s'était considérablement hypertrophié. Ce n'est pas tout, car
de ces têtes osseuses partent des stalactites irrégulières, sous
forme de lames, d'aiguilles ou même de véritables apophyses,
auxquelles s'insèrent les nouveaux ligaments. Chose curieuse !
Ces productions anormales sont elles-mêmes utilisées et
tournent au profit du malade. M. Deville a montré à la

Société anatomique une luxation du pouce dans laquelle, immédiatement au-dessus de la phalange luxée, s'était formé un os de nouvelle formation, adhérent au premier métacarpien et s'articulant avec la phalange qui pouvait encore se fléchir un peu. Sur une luxation du coude qui datait de douze ans, M. Wallace a vu de la partie postérieure et externe de l'humérus, s'élever une excroissance osseuse assez considérable qui s'étendait en bas et en arrière vers la tête du radius, à laquelle elle formait une surface articulaire imparfaite, mais utile. Un autre sujet présentait une saillie qui se dirigeait de haut en bas vers le radius et remplaçait le condyle atrophié. Au musée Dupuytren, se trouve une pièce recueillie par Malgaigne, où l'on remarque la même disposition. Le coude est luxé en arrière. Une nouvelle articulation s'est formée, surtout aux dépens de végétations osseuses. De la face postérieure de l'humérus descend une production de même nature sous forme d'une petite colonne, lisse et arrondie à son extrémité inférieure, qui vient s'appliquer sur la cupule du radius. Elle devait parfaitement suppléer au condyle.

En même temps, on remarque sur l'os opposé des phénomènes analogues. Une nouvelle surface de réception apparaît au voisinage de l'ancienne. Elle se confond en partie avec elle dans les luxations incomplètes, mais s'en éloigne assez pour rester parfaitement distincte dans les luxations complètes. Presque toujours elle repose sur un plateau osseux qui est le résultat d'une ossification nouvelle et présente une épaisseur d'autant plus grande que les os luxés sont moins rapprochés. Aussi se déprime-t-elle vers le centre, dans les luxations des enarthroses, parce que la tête arrondie proémine en ce point. Mais si le contact est réel, le plateau peut manquer et c'est l'os lui-même sur lequel elle appuie qui se déprime pour la recevoir, de sorte que la cavité se trouve formée en partie par l'os atrophié, en partie par des ossifications nouvelles. M. Pigné a vu la face interne de l'omoplate déprimée au contact de la tête humérale, et Malgaigne a fait figurer dans son atlas une cavité formée en même temps par une dépression du col de l'omoplate et par un plateau osseux de nouvelle formation. On conçoit en effet qu'il y ait atrophie là où les os pressent les uns contre les autres, et productions nouvelles là où ils restent éloignés, et l'on ne saurait admettre exclusivement l'opinion de Boyer qui professait que la cavité était toujours creusée dans l'os ancien, ni celle de Thomson qui prétendait qu'elle était toujours doublée d'un plateau osseux. Les deux opinions sont justes. La tête se creuse une cavité aux dépens de l'os correspondant si le contact est immédiat; c'est au contraire l'os correspondant qui, s'hypertrophiant au point opposé, vient au devant de la tête si elle reste éloignée. Il est facile de s'en assurer dans toutes les luxations anciennes de la hanche et de l'épaule, ainsi que dans celles du coude. Il est rare cependant que la cavité nouvelle ne soit pas entourée de lames osseuses lors même qu'elle se serait développée comme le pensait Boyer. Ces lames, effet inévitable de l'irritation causée par la présence de la tête, jouent un très-grand rôle dans le rétablissement des surfaces articulaires. On ne saurait en donner une meilleure preuve que l'observation de Moreau dans laquelle on voit, à la suite d'une luxation ovalaire, une lame épaisse remplacer la membrane obturatrice. Elle représentait assez bien une capsule osseuse moulée sur la tête du fémur, et faisait saillie dans le petit bassin sous forme d'une tumeur convexe et assez bien arrondie. Que l'on transporte par la pensée cette capsule sur l'omoplate et sur l'os iliaque, on reconstituera le plateau tel que l'avait vu Thomson. Ce n'est en somme qu'une lame de tissu osseux sécrétée par le périoste. Or, cette lame peut présenter deux dispositions différentes : elle s'implante sur l'os auquel elle adhère par une large base, ou seulement par un de ses bords, et on la retrouve partout où déjà on aurait pu prévoir son utilité. Dans les luxations de l'humérus et du fémur, elle se détache de sa surface d'insertion et se relève sur le pourtour de la tête pour lui former une sorte de coque résistante et lui rendre une cavité orbiculaire. Elle forme ainsi à l'humérus dans ses déplacements une barrière qui l'empêche de se porter plus avant dans la fosse sous-scapulaire, tout en lui fournissant un point d'appui qui peut devenir articulaire. La nouvelle cavité humérale observée par M. Demeaux, formée en partie aux dépens de la fosse sous-scapulaire, était limitée, de ce côté et en bas, par un rebord osseux considérable, évidemment de nouvelle formation, qui s'avançait jusqu'à l'insertion du triceps sur lequel elle empiétait ; et je pourrais citer encore de nombreux exemples de cette disposition. A la hanche, on la voit quelquefois s'avancer comme une large apophyse, au-dessus de la tête, et s'opposer aux glissements de bas en haut, qui sans elle auraient été inévitables pendant la marche et auraient pu la rendre complétement impossible. Pour se rendre compte de la perfection à laquelle peut arriver la nouvelle cavité ainsi constituée, il suffit de lire dans les Bulletins de la Société anatomique une observation remarquable de M. Duguet. La luxation était très-ancienne, mais non congénitale, de l'avis même des membres de la Société. La cavité nouvelle surmontait la cavité normale et représentait assez bien une cavité cotyloïde naturelle, tant les productions osseuses stalactiformes s'étaient régulièrement développées pour la former. Un sourcil cotyloïdien, de nouvelle formation et très-puissant, offrait trois portions saillantes en haut, en arrière et en bas, tandis qu'en dedans, on y voyait une échancrure calquée pour ainsi dire sur celle de l'ancienne cavité. Un bourrelet fibreux en nivelait le bord libre ; son fond était revêtu d'un tissu fibroïde, granuleux et sans cartilage, du pourtour duquel partait une capsule résistante allant s'insérer sur le col fémoral. Une conformation aussi parfaite est une exception, mais on voit des cas qui s'en rapprochent, et souvent assez pour suffire au rétablissement des fonctions du membre luxé. Tous les degrés sont possibles, depuis le simple rebord osseux jusqu'à l'enkystement complet de la tête. Le cas de Moreau était justement remarquable par ceci, que la tête fémorale se trouvait complétement renfermée dans une coque osseuse.

Au coude, même disposition. Mon collègue M. Langlet a bien voulu me communiquer une observation de luxation ancienne de l'avant-bras en arrière, qui donne une idée parfaite de ce que l'on remarque dans la plupart des cas. Une lamelle osseuse adhérait à la face antérieure de l'extrémité supérieure du cubitus et faisait corps avec lui. Elle avait la forme d'un croissant, fixé par sa convexité au cubitus, appliqué par sa concavité, qui rappelait la forme de la cavité sigmoïde, à la portion encore articulaire de l'extrémité inférieure de l'humérus. Dans d'autres cas, au contraire, la lamelle se relève sur ses bords, ou même n'adhère aux os de l'avant-bras que par un pédicule plus ou moins large. On l'a vue prendre la forme d'une coque pour recevoir l'humérus. Il existe au musée Dupuytren une pièce très-curieuse à ce point de vue. Elle est due à Malgaigne, et il s'agit d'une luxation complète en arrière. La cavité sigmoïde normale a pour ainsi dire disparu. En avant de l'apophyse coronoïde, se trouve une lamelle osseuse qui adhère dans une très-petite surface à la face antérieure du cubitus dont elle se détache aussitôt pour se courber en avant en se repliant exactement sur la face articulaire de l'humérus. On dirait une coque qui par son bord postérieur serait accolée immédiatement au-dessous de l'apophyse coronoïde et dont la face supérieure, profondément excavée et regardant en haut, remplacerait la cavité sigmoïde, tandis que la face inférieure convexe se détacherait entièrement du cubitus. Cette végétation en nid de pigeon n'est supportée que par le cubitus, et ce qui mérite surtout d'être remarqué, c'est qu'elle s'avance jusqu'au niveau de l'épicondyle, laissant en arrière une échancrure lisse et arrondie qui reçoit le col du radius et remplace le segment antérieur du ligament annulaire. C'est là un exemple des plus frappants, de ce que peut faire espérer le travail d'ossification pour le rétablissement des surfaces articulaires.

Les bords de ces lamelles sont rarement unis. Ordinairement, ils sont inégaux, tranchants, très-irréguliers et s'élèvent en pointes. Sur la pièce que je viens de signaler, le bord antérieur de la coque osseuse donne naissance à une longue aiguille qui rappelle exactement pour la forme, et le volume, l'apophyse styloïde du temporal et s'élève vers l'épitrochlée. M. Thore en a signalé une semblable à l'articulation de l'épaule. On prévoit les dangers qui peuvent en résulter dans les tentatives de réduction. La base elle-même n'est pas toujours très-bien délimitée. et souvent elle s'étale ou se prolonge assez loin par des stalactites irrégulières. Dans quelques luxations anciennes du fémur, elles s'avancent sur la cavité cotyloïde aucienne et rendent impossible la rentrée de la tête.

En résumé, dans les luxations anciennes, de nouvelles surfaces articulaires paraissent. Ces surfaces s'adaptent et se plient à la longue aux mouvements qu'on leur fait subir, si bien que lorsque la mobilité est assez grande, elles se rapprochent de la conformation normale. La nature fait de son mieux pour réparer les lésions du début. Elle change la disposition des surfaces articulaires ; elle les façonne à l'attitude que vient de contracter le membre luxé, et si les surfaces lui font défaut, elle sait les remplacer par les saillies voisines ou même encore par des jetées osseuses, et prépare ainsi le rétablissement des fonctions. C'est au malade et au chirurgien de faire le reste.

B. *Moyens d'union.* — Quelleque soit la conformation des surfaces articulaires, on les trouve toujours réunies par une sorte de manchon fibreux, dans lequel il est difficile de distinguer des ligaments séparés. Cependant M. Jolivet, dans une luxation du coude qui datait de dix-huit mois, a découvert trois ligaments. Le premier se dirigeait de la cupule radiale à la partie postéro-inférieure de la moitié articulaire externe de la trochlée; le second, de la cavité articulaire du bec olécranien à l'épitrochlée. Le troisième, le plus considérable, bordait en bas la cavité olécranienne vide. Il avait une forme triangulaire et s'étendait du bord postérieur de l'épicondyle à la partie supérieure du bord externe de l'olécrâne. — Peu importe le nombre des ligaments. Le point d'insertion mérite une attention plus particulière. — La capsule ligamenteuse, d'une manière générale, se fixe au pourtour de la tête luxée, non loin de l'attache normale, puis de là vient s'insérer au pourtour de la nouvelle cavité. Mais il peut se faire que les deux cavités soient assez rapprochées pour qu'une partie du ligament de nouvelle formation s'insère à la surface articulaire abandonnée, et oppose par cela même une résistance considérable à la coaptation forcée. Dans une luxation de l'humérus, entre autres, la capsule s'insérait à toute la moitié interne de la cavité glénoïde qui avait ainsi disparu. — La luxation de M. Jolivet ne datait que de dix-huit mois, et déjà un ligament s'élevait de la cavité articulaire du bec olécrânien, un autre de la cupule du radius.

Ꞁ même obstacle se rencontre dans le traitement d'une de luxations. Dans une luxation du pouce sur le trapèze, présentée à la Société anatomique, la nouvelle capsule s'insérait sur le cartilage articulaire du trapèze lui-même, et non sur le bord inférieur. Pour réduire, il faut d'abord rompre ce ligament ; or, une fois rompu, laissera-t-il les os en place ?

Une disposition tout à fait différente et plus favorable à la réduction s'observe dans les luxations incomplètes, et a été décrite dans les luxations complètes des énarthroses. Elle consiste en ce que la capsule nouvelle se confond avec l'ancienne qui persiste, et va s'insérer à la fois à l'ancienne et à la nouvelle cavité. Il en résulte un vaste manchon fibreux qui renferme les deux surfaces articulaires, et celles-ci communiquent l'une avec l'autre par un orifice dont la largeur varie avec l'étendue de la déchirure qui a causé la luxation. Sur une luxation du fémur qui datait de treize ans, M. Fournier a disséqué une capsule ainsi constituée. Elle s'insérait au pourtour de la cavité ancienne, excepté au quart interne où elle venait rejoindre la nouvelle pour la contourner. Il en résultait une sorte de communication entre ces deux cavités, mais elle était interrompue par une bride se dirigeant verticalement de haut en bas, et faisant office d'une cloison très-forte et très-résistante. Quelquefois même, et cela s'observe dans les luxations du radius et des phalanges, la capsule reste intacte et il n'y a pas de ligaments de nouvelle formation.

Cette capsule se forme aux dépens de l'infiltration plastique qui envahit les parties molles au voisinage de la luxation. C'est un véritable tissu cicatriciel qui se confond, soit avec les muscles voisins, soit avec leurs tendons. Il semble même que les muscles deviennent fibreux à leur face profonde pour contribuer à sa formation. Elle est ainsi fortement renforcée, et, de plus, elle reçoit des saillies les plus voisines des prolongements fibreux excessivement forts, qui résistent aux tentatives de réduction et, dans quelques cas, s'opposent aux mouvements que pourrait exécuter la nouvelle articulation. A l'épaule, la capsule s'attache ainsi au ligament coraco-claviculaire, à la clavicule, à l'acromion, d'où l'on a vu descendre des brides qui s'inséraient au col huméral et gênaient tous les mouvements. Wallace a vu un très-fort ligament qui s'étendait entre la partie antérieure et inférieure de la symphyse ilio-pubienne et le petit trochanter, et avait pour fonctions de s'opposer à la rotation en dehors dans une luxation iliaque. Au moindre mouvement qu'on lui imprimait en ce sens, elle se tendait considérablement. Ces brides, qui pourraient bien n'être assez souvent que des restes de la capsule ancienne, ont donc une grande influence dans les luxations anciennes sur l'attitude du membre et sur sa mobilité, mais on peut certainement les modifier par des tractions graduées et soutenues. Nous verrons que la capsule elle-même devient plus lâche à mesure que les mouvements sont plus fréquents.

Presque tous les observateurs ont remarqué que cette capsule était beaucoup plus épaisse, plus forte et plus résistante que celles qui entourent les articulations saines. Ils ont signalé, dans son épaisseur, des dépôts cartilagineux, des plaques osseuses indépendantes, des incrustations calcaires, de véritables os sésamoïdes articulaires par une de leurs faces. Dans une luxation ancienne du coude, M. Hermelin a trouvé les nouvelles surfaces réunies par des ligaments très-résistants, et cependant assez lâches, ce qui prouve que des mouvements assez étendus pouvaient être imprimés à l'articulation nouvelle. Le ligament latéral externe, distendu, venait coiffer la tête du radius. Dans l'épaisseur de ces ligaments se trouvaient quatre petits os sésamoïdes. L'un, antérieur, semblait faire suite à l'apophyse coronoïde, et s'articulait avec la trochlée. L'autre, antérieur

et externe, semblait suppléer la cupule du radius. Ces deux
os recevaient des fibres musculaires du bracchial antérieur,
et favorisaient les mouvements de flexion et d'extension. Les
deux autres étaient situés en arrière et présentaient la forme
de rondelles. L'interne s'opposait au déplacement des os en
dedans ; l'externe, situé au-dessus de l'épicondyle et dirigé
en arrière, servait de point de pivotement à la rotation du
radius, et concourait ainsi au rétablissement de la pronation et de la supination de l'avant-bras. Quand à la laxité
de la capsule, très-nette dans ce dernier cas, elle est très-va-
riable. En lisant avec soin les observations, je me suis assuré
qu'elle était en raison directe des mouvements acquis. M. Pigné, par exemple, a montré à la Société anatomique une luxation très-ancienne du fémur, remarquable par la laxité de
la capsule nouvelle. Ne sait-on pas, du reste, avec quelle facilité les ligaments, même à l'état normal, se laissent dis-
tendre par des tractions répétées ou longtemps prolongées ?

C. *Cavité articulaire.* — *Synoviale.* — La face interne
des néarthroses a un aspect variable. Elle est unie, lisse, hu-
mide, ou, tout au contraire, sèche, rugueuse et couverte
d'aspérités, à tous les degrés possibles entre les deux ex-
trêmes. Plusieurs fois, on l'a vue tapissée d'une vraie synoviale, ou lubréfiée par un liquide filant qui s'échappait en
assez grande quantité lorsqu'on ouvrait l'articulation. Les
surfaces articulaires elles-mêmes, dans ces cas favorables,
rappelaient assez bien la disposition normale. Les cartilages
d'incrustation seuls faisaient défaut, au moins dans la cavité
de réception. Cette cavité est ordinairement tapissée par un
tissu fibreux ou fibroïde, dense, serré, très-adhérent et perpendiculaire à la surface. On a signalé dans sa trame des
cellules cartilagineuses en assez grand nombre, et même des
ostéoplastes qui, se multipliant, remplacent les tissus fibreux

ou fibro-cartilagineux, et opposent à l'os correspondant une surface éburnée. Selon Malgaigne, ces divers aspects appartiennent à trois périodes de la luxation, la cavité nouvelle conservant d'abord l'ancien périoste, puis celui-ci passant à l'état fibro-cartilagineux, et enfin disparaissant dans la transformation osseuse définitive. L'extrémité luxée, de son côté, perd son cartilage d'incrustation, et, par une voie différente, arrive au même état. D'abord cartilagineuse, elle devient fibreuse, ou fibro-cartilagineuse, et passe en définitive à l'éburnation. Il se passe là des phénomènes que l'on peut observer dans toute ostéite lente ou aiguë d'une épiphyse. On a dit que la tête devenait inégale, rugueuse, se couvrait d'incrustations sous forme d'îlots et de plaques séparées par des espaces plus ou moins profonds, et cela s'observe en effet, mais surtout dans la partie qui n'est pas utilisée par la nouvelle articulation. Les altérations autres que celles qui viennent d'être décrites, telles que les corps étrangers articulaires, les incrustations diverses de la synoviale, sont le fait de l'arthrite sèche qui s'empare fréquemment, on le conçoit, de semblables articulations.

D. *Etat des parties voisines.* — Une articulation nouvelle ne peut se développer sans entraîner autour d'elle une série de modifications importantes. Et d'abord le tissu cellulaire, infiltré de lymphe, devient beaucoup plus dense et plus résistant dans une étendue variable. Il prolifère rapidement et vient remplir les vides causés par le déplacement des organes. On dirait, dans les premiers temps, une sorte de gangue amorphe, qui confond dans une même enveloppe muscles, tendons, vaisseaux, nerfs et extrémités articulaires; mais peu à peu l'ordre se rétablit, cette masse informe se condense et se transforme en fascias et en liens fibreux dont la résistance a déjà été signalée. De là deux causes d'insuccès dans les tentatives de réduction, la résistance du tissu fibreux de renforcement et celle du tissu de remplissage.

Les bourses muqueuses qui entourent une articulation luxée, inutiles désormais, disparaissent. Dans les luxations anciennes de l'humérus, on ne retrouve pas la bourse sous-acromio-coracoïdienne. Elle est remplacée, quand les mouvements se sont rétablis, par une cavité de même nature située entre la base de l'apophyse coracoïde et la nouvelle capsule. On a encore signalé une cavité séreuse dans la luxation incomplète de l'astragale en avant. Elle était située entre l'os et les téguments. Quelque chose d'analogue a lieu dans les luxations de la rotule. Les frottements exercés sur l'aponévrose du vaste interne que remplace l'os déplacé ne tardent pas, en effet, à y faire naître une cavité synoviale qui remplace celle qu'on trouve normalement au-devant de la rotule.

Muscles. — Les muscles s'adaptent assez bien au nouvel état des parties, et si quelques-uns s'interposaient d'abord entre les surfaces osseuses, ils s'atrophient rapidement pour faire place à l'articulation nouvelle. Je n'ai pu trouver d'exemple de ces articulations flottantes dans lesquelles on aurait vu l'extrémité luxée s'enkyster au milieu des parties molles. Ceci ne peut certainement se rencontrer que dans les luxations encore peu anciennes. Quoi qu'il en soit, les fibres déchirées se cicatrisent, les tendons se réparent et viennent renforcer la nouvelle capsule en se confondant avec elle; à un certain moment les muscles tiraillés se sont allongés, les muscles relâchés se sont raccourcis. Ce raccourcissement si important parce qu'il devient un obstacle à la réduction ou une cause de délabrements étendus lorsqu'on cherche à le surmonter, n'est pas toujours le résultat de la rétraction, qui agit seule sur le triceps dans les luxations du coude en arrière. Si l'on suit en effet l'évolution de la nouvelle articulation, on verra que l'extrémité luxée, venant se placer au-dessous des muscles vers lesquels elle s'est portée, se crée souvent une capsule à leurs dépens. A son contact ils se transforment en tissus fibreux de la profondeur à la superficie, et se confondant ainsi avec les nouveaux ligaments auxquels ils s'insèrent, puisqu'ils ont servi à les former, ils se trouvent réellement raccourcis. Dans une luxation ancienne du coude en arrière, M. Verneuil a vu la partie antérieure de la capsule nouvelle comme creusée dans l'épaisseur du brachial antérieur auquel elle adhérait intimement, et dans plusieurs observations on la trouve formée par le sous-scapulaire ou le petit fessier qui à ce niveau ont subi une transformation fibreuse plus ou moins compète. Ceci explique suffisamment les déchirures, les décollements et les phlegmons à la suite de tractions violentes ou de tentatives trop prolongées.

La tranformation fibreuse des muscles est donc réelle et s'accomplit au profit de la nouvelle capsule en les raccourcissant; mais elle ne va jamais au delà. Elle respecte les limites de la nouvelle articulation. Les altérations que peuvent subir plus loin ces organes, sont le résultat de l'inactivité, et lorsqu'on les examine sur des sujets qui ont eu soin d'exercer le membre luxé, on ne distingue pas la moindre altération. Si au contraire l'immobilité a été prolongée, ils sont pâles, amincis, atrophiés et graisseux. La transformation graisseuse dont parlent tous les auteurs, est une exception. Je n'ai pu recueillir que deux observations où elle parut complète, et encore n'avait-on pas fait l'examen histologique. Le plus souvent, il s'agit d'un simple état graisseux. J'insiste sur ce point parce qu'il faut bien savoir que les fibres musculaires n'ont pas disparu même dans des luxations très anciennes, et qu'il est encore possible de remédier à cette atrophie depuis si longtemps signalée dans la section du membre qui se trouve au-dessus de l'articulation lésée.

Un point non moins intéressant consiste dans la déviation des tendons qui se fixent dans la position anormale où les a placés la tête chassée de sa cavité ; ou encore dans la situation nouvelle que la tête articulaire a prise relativement à eux. On sait l'importance des boutonnières qui étranglent l'extrémité luxée et l'empêchent de reprendre sa place. Les luxations du pouce fournissent des exemples fréquents des difficultés que peut entraîner une telle disposition, et la ténotomie serait parfaitement indiquée en pareil cas, s'il était toujours possible de bien établir le diagnostic et de prévoir que les muscles seuls s'opposent à la réduction ; d'un autre côté il est possible en certains cas d'y remédier par la direction imprimée aux tractions.

Autour des muscles et des tendons, le tissu cellulaire est toujours disposé, quand les mouvements s'exécutent bien, à peu près comme à l'état normal. Les coulisses synoviales elles-mêmes reparaissent pour faciliter les glissements, et cela dans des circonstances que l'on pourrait juger au premier abord impossibles. Ainsi le tendon du biceps, qui est rarement détaché de son point d'insertion, rejoint obliquement la tête de l'humérus en se créant une nouvelle gouttière soit à travers les nouvelles insertions, soit dans l'épaisseur des ostéophytes ou de la tête elle-même. M. Forget l'a vu s'engager en haut, dans les débris de la capsule ancienne et dans le tissu fibreux nouveau. Il était sorti de sa coulisse naturelle qui était rugueuse et inégale. Du rebord de cette coulisse, s'élevait une production osseuse en vive arête, décrivant une courbure à convexité antérieure et allant se limiter à la partie postérieure de la grosse tubérosité. Elle s'inclinait sur elle-même comme pour lui former un demi-cercle ou une gouttière qui retenait le tendon et lui offrait un canal de glissement supplémentaire très-lisse. M. Demeaux a vu la longue portion enveloppée d'un trousseau fibreux faisant partie de la portion antérieure de la nouvelle capsule, mais entourée d'une nouvelle synoviale et isolée. MM. Jolivet et Lépine ont observé chacun un cas dans lequel le tendon s'était creusé un nouveau sillon sur la tête humérale.

Vaisseaux et nerfs. — L'état des vaisseaux et des nerfs qui avoisinent les luxations anciennes a été très-peu étudié. Malgaigne se contente de dire que quelquefois les artères, au lieu de s'accommoder au raccourcissement du membre, semblent prendre plus de longueur et forment en conséquence des flexuosités autour de l'articulation luxée. Sur un vieillard de Bicêtre, il avait remarqué que l'artère humérale au pli du bras faisait un Z très-bien dessiné et qu'elle paraissait avoir subi en même temps une hypertrophie dans son épaisseur, car elle était d'un calibre plus considérable qu'à l'autre bras et ses battements soulevaient la peau avec force. Il s'agissait d'une luxation du coude en arrière, très-ancienne.

Malheureusement, l'importance de ces lésions consécutives et les déductions qu'on pouvait en faire ressortir n'ont pas été bien saisies et presque toutes les observations sont muettes à ce sujet. On ne s'en est guère occupé que pour se rendre compte des accidents graves survenus pendant la réduction.

Flaubert a disséqué deux luxations de l'épaule sur des sujets qui avaient succombé après des tentatives de réduction, l'un au xie jour par rupture de l'axillaire, l'autre à la fin du premier mois par arrachement du plexus brachial à son origine sur la moelle. Dans le premier cas, la sous-clavière et ses collatérales avaient augmenté de volume. L'artère axillaire était repoussée sous le petit pectoral, en avant de la côte où elle adhérait fortement à l'aide du tissu cellulaire environnant, dont la densité était augmentée par une lymphe très-épaisse. Le bout de l'artère était rétréci et les nerfs thoraciques qui se trouvaient sur cet endroit de la poitrine étaient aplatis. La deuxième côte était déprimée. Dans le second, tous les nerfs du bras étaient réunis au niveau du creux de l'aisselle par un tissu cellulaire dense et ferme, semblable à du tissu cellulaire longtemps enflammé à un léger degré, qui avait dû probablement son changement au séjour de l'humérus vers son voisinage. Ce tissu s'amincissait à mesure qu'il s'éloignait de cet endroit et formait pendant quelque temps, en haut et en bas, une espèce de gaîne particulière aux nerfs qu'il était facile d'isoler.

Gibson a également publié l'observation d'une lésion artérielle causée par des tentatives sur une luxation de l'épaule qui datait de deux mois et demi. La tête avait par degrés produit une inflammation qui avait donné naissance à une infiltration d'une grande quantité de lymphe, laquelle avait uni l'artère complétement à une grande distance à la capsule dont s'était entourée la tête. Une seconde fois, le même auteur, dans une luxation moins ancienne, a trouvé à peu près les mêmes lésions. Vogel, sur une luxation de trois semaines, a vu les vaisseaux ramollis, friables, infiltrés de lymphe.

Erichsen, après avoir rapporté qu'Hamilton avait observé la rupture de l'artère axillaire à la suite d'une réduction par le procédé du talon, dit qu'il a rencontré un pareil cas où l'humérus était devenu adhérent aux vaisseaux et les avait déchirés en les arrachant.

Tout ceci ne nous surprend guère, et certes les lésions des vaisseaux et des nerfs doivent être bien plus fréquentes qu'on ne pourrait le croire en se basant uniquement sur ce qui en a été dit. Le déplacement de la tête ne suffit-il pas, dans bien des cas, pour léser les vaisseaux et les nerfs au moment même de l'accident? Et je dois dire que deux observations seulement, parmi celles que j'ai analysées, signalent l'intégrité du cordon vasculo-nerveux. Les autres ne s'en occupent pas.

A la hanche, Wallace, disséquant une luxation iliaque, a vu les vaisseaux et les nerfs cruraux plus tortueux qu'à l'état sain. Le nerf sciatique était aplati et fort recourbé, lésion qui nous donnera l'explication des douleurs atroces qui ont affligé quelques malades après des tentatives de réduction.

Saleron, dans une luxation en arrière et latérale externe incomplète du coude, ancienne, a trouvé le nerf médian aplati, rubané et appliqué sur la crête osseuse hypertrophiée qui sépare la trochlée de l'épitrochlée. Il était retenu dans cette position par des brides cellulo-fibreuses.

M. Cruveilhier, enfin, a signalé le tiraillement du nerf radial dans les luxations de l'extrémité supérieure du radius, mais aucune observation n'en fait mention.

Tel est l'état anatomique des luxations anciennes. En l'étudiant, j'ai eu surtout pour but de démontrer qu'on pouvait toujours espérer le développement d'une articulation non parfaite, mais bien souvent assez complète pour permettre à peu près tous les mouvements. Cette articulation se perfectionne avec le temps et surtout par l'exercice, entraînant des modifications tantôt utiles, tantôt nuisibles, suivant le traitement adopté. De nombreuses observations que je ne puis rapporter ici en entier, viennent à l'appui de cette opinion.

Articulation ancienne. — Les surfaces qui ne font plus partie d'une articulation disparaissent à la longue. Devenues inutiles, les cavités orbiculaires se comportent, a-t-on dit, comme la cavité orbitaire privée de l'orbite, comme les alvéoles dentaires après l'extraction des dents. Ce phénomène est dû à deux causes : la pression de l'extrémité luxée et la traction opérée, soit par les muscles, soit par des brides ligamenteuses, débris de l'ancienne capsule. On peut ajouter encore les végétations osseuses déjà signalées et le tissu cellulaire de remplissage faisant partie ou non de la nouvelle capsule. C'est d'abord le cartilage d'encroûtement qui disparaît et donne insertion à un tissu cellulaire tantôt mou, grisâtre ou rougeâtre et peu adhérent ; tantôt, au contraire, fibreux, dense et résistant. Ce tissu se développe, emplit les cavités et s'oppose aux réductions complètes, mais il peut se laisser déprimer par l'extrémité luxée si, après l'avoir ramenée en place, on l'y maintient par des moyens appropriés. Plus tard, saillies et cavités tendent à disparaître, les unes en s'affaissant, les autres en diminuant de profondeur. M. Cruveilhier a cité une cavité glénoïde qui était devenue convexe à la suite d'une désarticulation de l'épaule, et dans quelques luxations du fémur à la place de la cavité cotyloïde on trouve une surface osseuse plane, à insertions ligamenteuses. Mais, auparavant, on observe une déformation constante du côté où presse la tête. Elle s'aplatit dans ce sens, tantôt par compression directe, tantôt par atrophie, pendant qu'attirée par la capsule ancienne ou par les muscles qui vont rejoindre leurs points d'insertion, elle se déforme de plus en plus dans le sens opposé. La cavité glénoïde est ainsi réduite à un simple rebord presque tranchant qui fait suite au bord axillaire de l'omoplate, la cavité cotyloïde à un triangle dont les bords laissent un espace désormais trop étroit, la cavité sigmoïde à une rainure transversale. A ce moment, cela est clair, il serait puéril de tenter une réduction. Ce ne serait plus une réduction, mais bien une tentative qui pourrait aboutir à luxer l'articulation qui a définitivement pris la place de l'autre, pour replacer l'extrémité que l'on aurait ainsi déplacée dans les conditions où elle se trouvait lors du premier accident. Il faut cependant reconnaître que ces déformations exigent un temps excessivement variable et que l'on ne peut s'assurer facilement du degré auquel elles sont parvenues. Toutes les surfaces abandonnées subissent du reste des transformations analogues. La tête du radius s'arrondit, les phalanges s'aplatissent d'avant en arrière, et dans les luxations incomplètes en dehors de la rotule, la surface articulaire qui glisse sur le condyle interne disparaît. Dans les luxations du poignet (il en existe au musée Dupuytren) l'articulation se transporte en avant ou en arrière et réduit la surface articulaire normale à un rebord plus ou moins épais On dirait que l'os a subi en ce point une forte compression d'avant en arrière.

La capsule disparaît à la longue ou se confond avec la capsule nouvelle, comme je l'ai déjà dit. Il est rare qu'à une époque avancée on puisse encore la retrouver, si ce n'est dans ce dernier cas. Quelques mois après l'accident, elle existe encore sur certains sujets, et chez eux on a pu constater qu'elle rendait la réduction à peu près impossible en se tendant comme un voile au-dessus de la cavité glénoïde ou de la cavité cotyloïde sur les bords desquelles elle s'insérait. Quelquefois même elle contractait des adhérences avec le fond de ces cavités. M. Forget, sur le sujet qui avait été opéré par Lisfranc, a remarqué une autre cause d'insuccès : la tête avait été ramenée en place, elle reposait sur la cavité glénoïde, mais entre elle et cette cavité existait une couche de tissu fibreux présentant à son centre une ouverture elliptique d'un pouce de hauteur, sur trois lignes de largeur. Ce tissu simulait assez bien une bourse à coulisse qui aurait été froncée en la fermant. L'ouverture en question permettait d'introduire le doigt et de toucher la cavité glénoïde, dont la surface était légèrement dépolie. Le tissu fibreux formait un sac limité à tout le pourtour de la cavité, peu long en avant et presque au ras de la surface articulaire. Il s'agissait d'une luxation datant de quatre mois. On a assez insisté sur les difficultés apportées à la réduction par la capsule dans les luxations récentes, et je me contente de les signaler dans les luxations anciennes.

Modifications éloignées consécutives aux luxations anciennes. — Il serait impossible de se faire une idée parfaitement exacte des luxations anciennes, si l'on s'en tenait à l'examen d'une fausse articulation. Un membre luxé éprouve une série de modifications qui, lorsqu'on ne les corrige pas, changent complétement son aspect et retentissent à la longue sur tout l'individu. Ce membre devient inactif et souffre dans sa nutrition. Si on le laisse dans l'immobilité, les muscles s'atrophient, et chez les jeunes sujets le squelette subit un arrêt de développement. Les os inférieurs à la lésion restent plus courts et le raccourcissement porte surtout sur ceux qui s'en rapprochent le plus. Dans un âge plus avancé, ils perdent leur élasticité, s'infiltrent de graisse. Le tissu spongieux se raréfie, le tissu compact s'amincit et il en résulte une fragilité beaucoup plus grande. Les os situés immédiatement au-dessus subissent des altérations analogues. M. Verneuil a montré à Malgaigne une luxation intracoracoïdienne où la tête avait déprimé considérablement les côtes correspondantes, et dans laquelle une bourse muqueuse s'était formée entre la tête luxée et les parois thoraciques.

L'os iliaque est de tous celui qui subit les lésions les plus importantes. Chez les jeunes sujets, il se développe très-peu à partir du moment où a eu lieu l'accident, et souvent la moitié correspondante du sacrum s'arrête comme lui dans sa croissance. Plus tard il se déforme et prend un aspect particulier. Dans les luxations en arrière, l'ilium se relève et les épines iliaques antérieures se rapprochent. La fosse

iliaque est moins profonde, elle devient de plus en plus ver-
ticale à mesure que la déformation s'exagère. L'ischion
éprouve un mouvement de torsion qui l'attire à la fois en
dehors, en arrière et en haut. Le pubis semble s'allonger et
se projette en avant. De plus, l'épine iliaque antérieure et
inférieure est contournée en dehors, l'éminence iléo-pectinée
est aplatie, la branche ascendante de l'ischion et descendante
du pubis semble allongée. On dirait que la tête du fémur,
entraînant dans la fosse iliaque les tendons du psoas-iliaque,
du carré crural et de l'obturateur externe, a fait céder leurs
points d'attache qui, par une traction puissante et continue,
se sont laissés attirer vers elle. Il en résulte qu'uni à celui
du côté opposé, cet os iliaque paraît avoir subi un mouvement de bascule qui rapproche la fosse iliaque de l'axe du
bassin, tandis qu'elle en éloigne l'ischion, puis un second
mouvement de propulsion d'arrière en avant et de dehors
en dedans, qui éloigne la symphise pubienne de l'angle
sacro-vertébral et la rapproche du côté sain. Le diamètre
transverse est devenu plus étroit au détroit supérieur, plus
long au détroit inférieur; le diamètre antéro-postérieur a
augmenté et l'angle sous-pubien s'est agrandi. Notons encore du côté lésé une diminution du diamètre vertical de
l'excavation par suite du renversement de l'ischion. Le
point qui supporte la pression de la tête est ordinairement
peu déprimé et l'on peut ne pas tenir compte de cette déformation. Il n'en est pas de même dans les luxations en
avant, où elle a pour effet l'aplatissement suivant le diamètre
antéro-postérieur. Ces luxations ont, du reste, un effet absolument inverse des précédentes.

Presque tous les observateurs ont en outre noté une déviation dans l'inclinaison normale du bassin. Cette inclinaison a pour effet immédiat une courbure de compensation
dans la colonne vertébrale et une attitude sur laquelle j'au-

rai à revenir. Ce n'est là du reste qu'un effet secondaire des altérations que la déviation du fémur entraîne dans toutes les articulations du membre inférieur. Lorsque le malade essaye de marcher, au lieu d'allonger la cuisse, il tend le pied pour remédier au raccourcissement, il le place dans la rotation en dedans ou en dehors, suivant la luxation, et cherche à l'accommoder à la marche. A la longue, les surfaces articulaires se déforment, les muscles raccourcis se rétractent, et la déviation du pied devient permanente. Au genou, mêmes phénomènes. L'extrémité supérieure du tibia s'incurve, et en supposant que l'on pût réduire la luxation, le malade resterait ou cagneux ou bancal. La luxation que nous avons déjà signalée au musée Dupuytren, est remarquable à ce point de vue. Il s'agit d'une luxation iliaque. Le pied a éprouvé un mouvement de rotation en dedans tel que dans la marche il devait appuyer sur le sol par son bord externe. Le tibia a éprouvé un léger mouvement de rotation qui l'a ramené vers sa direction normale, le fémur restant dans la rotation en dedans. De plus, à son extrémité supérieure, il s'incurve de telle sorte que la tête du péroné fait une forte saillie en dehors. En somme, dans une luxation du fémur très-ancienne, les articulations sous-jacentes elles-mêmes subissent des altérations et des semi-luxations dont il faut sérieusement s'occuper lorsqu'on cherche à rétablir les mouvements.

On a noté quelques autres déformations. A. Bonn, dans une luxation de l'épaule, a vu la clavicule beaucoup plus forte et plus incurvée que celle du côté opposé. J'ai observé un fait semblable, et ceci n'a rien d'étonnant, l'articulation sterno-claviculaire remplaçant l'articulation humérale quand les mouvements n'ont pas été rétablis dans la néarthrose. Ne sait-on pas, du reste, que chez les gens qui exercent des travaux manuels pénibles, la clavicule, surtout à son extrémité internes prend un développement beaucoup plus considérable que chez les personnes qui ne se livrent à aucun travail ? — Ici encore on observe une déviation dans l'omoplate, et quand les mouvements sont peu étendus, une légère courbure de compensation dans la colonne vertébrale.

Toutes les déformations que je viens de signaler sont l'effet de la position vicieuse contractée par les membres luxés, de la pression supportée par suite des changements de rapports, des tractions exercées par les muscles ou les ligaments à leur insertion, et chez les sujets jeunes, du défaut de développement. Ces causes peuvent agir ensemble ou séparément. Veut-on, par exemple, une preuve manifeste de l'influence des tractions musculaires ? Il suffit d'examiner l'extrémité supérieure du tibia dans les luxations de la rotule. Le tendon du triceps dévié entraîne dans sa direction tout le membre inférieur et fait plier pour ainsi dire toute la partie à laquelle il s'insère. Une observation de M. Tainturier donne une idée parfaite de ces modifications. La rotule était luxée en dehors; le tendon rotulien, au lieu de tirer sur l'épine du tibia, suivant l'axe de cet os, avait opéré des tractions continuelles suivant une direction oblique de bas en haut, de dedans en dehors et d'avant en arrière. La surface articulaire du tibia restant en place, fixée qu'elle était par les ligaments articulaires, le corps du tibia avait été entraîné dans la direction qui vient d'être notée; d'où il était résulté que le péroné avait été incliné de même que le corps du tibia en arrière et en dehors, que le pied avait été porté dans la rotation en dehors, que le tibia présentait un enfoncement à sa partie supérieure interne et antérieure, au niveau de la jonction de son extrémité supérieure avec son corps, un peu en dedans de l'insertion du ligament rotulien.

Que l'on se figure, ajoute M. Tainturier, un tibia et un péroné d'une matière flexible; que l'on saisisse d'une main la tête du tibia, et que de l'autre, après avoir saisi solidement la jambe, on fasse exécuter à cette jambe un mouvement de rotation autour de son axe, de dedans en dehors, en poussant un peu en arrière et en haut, et l'on se fera une idée de la forme contractée par les os. Le malade avait toujours bien marché. L'organe avait donc été modifié par la fonction et au profit de la fonction.

Les articulations sont solidaires les unes des autres, et déjà on a vu quelles étaient les déformations entraînées sur les articulations inférieures par les luxations de la hanche. Il en est d'autres non moins importantes. Les luxations de l'épaule entraînent une liberté plus grande dans les mouvements de l'articulation sterno-claviculaire. Les luxations de l'avant-bras avec suppression de la pronation et de la supination, et ici je ne veux parler que des luxations du radius seul, car je démontrerai que les mouvements sont conservés dans les luxations des deux os ensemble, forcent l'articulation scapulo-humérale à contracter une certaine laxité favorable au rétablissement des mouvements perdus. Dans les luxations du pouce, la plupart des mouvements se passent dans l'articulation trapézo-métacarpienne. Dans les luxations du poignet, la première rangée des os du carpe contracte de nouveaux rapports avec les os de la seconde rangée. En un mot, les articulations voisines se modifient pour favoriser et rendre aussi complet que possible l'usage des membres.

Telles sont, d'une manière générale, les modifications anatomiques dans les luxations anciennes. Je vais examiner quelle doit être la conduite du chirurgien.

TRAITEMENT.

Je viens de montrer ce qu'on peut attendre de l'expectation dans les luxations anciennes et j'ai fait entrevoir les limites dans lesquelles on peut espérer le retour des mouvements. Or, les mouvements, même les plus étendus, restent encore imparfaits, et les fonctions ne retrouvent ni toute leur liberté, ni toute leur énergie. Il faut donc autant que possible rendre aux membres leur forme et leur direction normales en les remettant en place. L'indication est capitale; aussi s'empresse-t-on de la remplir quand l'accident est récent. Mais, si déjà il remonte à quelques semaines, à quelques mois, on se sent arrêté par deux sentiments : la crainte de ne pas réussir; la peur de causer des accidents terribles. Jusqu'à quelle époque est-on autorisé à soumettre le malade à des tentatives de réduction? Telle est la question qui se présente d'abord.

A. — Jusqu'a quelle époque est-on autorisé a tenter la réduction?

1° *Développement des néarthroses.* — Il semble tout naturel d'interroger immédiatement l'anatomie pathologique. Elle nous a déjà appris qu'à un moment donné l'articulation ancienne n'existait plus qu'à l'état de vestige, tandis que l'articulation nouvelle avait acquis un certain degré de perfection, et que tenter la réduction en pareil cas, ce serait sacrifier un organe utile à un succès impossible. Mais, à quelle époque cette transformation est-elle accomplie? Il serait difficile de fixer une limite mathématique. Les tissus ne subissent les mêmes modifications ni avec la même rapidité ni avec la même facilité chez les mêmes individus et dans les mêmes organes, de telle sorte que chez l'un tout essai de réduction sera en pure perte, tandis que chez l'autre il sera encore possible de remettre les os en place. Je dirai cependant que la cavité glénoïde a été trouvée intacte au bout de trois mois (Thore) et même de cinq mois (Walsh). A six mois (Parmentier) elle avait perdu son cartilage et paraissait tapissée par du tissu fibreux mobile revêtu d'une couche celluleuse que l'on aurait dit être, en partie du moins, la portion fibreuse de la capsule aplatie sur la portion postérieure de la cavité. Dans un autre cas, après quatre ans, elle était encore peu déformée (Boudet), seulement son cartilage avait presque disparu, et des lames fibreuses s'y implantaient. On y trouvait, en outre, des cellules adipeuses. D'un autre côté, à des époques moins avancées, on a pu constater qu'elle était déjà très-déformée, et plus tard elle disparaît complétement et se transforme en un simple rebord.

La cavité cotyloïde peut être encore peu déformée à une époque beaucoup plus reculée. M. Fournier, sur un enfant de seize ans, qui s'était luxé la cuisse à l'âge de trois ans, a trouvé cette cavité déformée seulement dans sa partie la plus externe, où le sourcil cotyloïdien était manifestement aplati. Elle avait conservé sa profondeur, et était encore recouverte de cartilage. L'arrière-fond et la cavité étaient remplis d'un tissu adipeux d'un très-beau jaune, qui comblait entièrement l'excavation. C'est là un fait exceptionnel, mais bien fait pour nous expliquer certaines réductions tout aussi exceptionnelles. Cette cavité se déforme beaucoup plus rapidement. Cependant, elle disparaît moins vite que la cavité glénoïde, ce qui s'explique facilement par sa disposition anatomique.

Au coude, le travail de destruction marche plus vite encore

qu'à l'épaule, et quelques mois suffisent pour faire disparaître la cavité sigmoïde, qui se rétrécit et donne insertion aux ligaments de nouvelle formation.

Les ligaments qui unissent les os dans leurs nouveaux rapports, arrivent à acquérir toute leur force et toute leur résistance avec d'autant plus de rapidité que l'inflammation a été plus étendue et plus vive, sans atteindre toutefois le degré de suppuration. Au dix-huitième jour, la tête s'entoure déjà d'un tissu cellulaire dont la surface interne est polie et dense, et donne naissance à de nombreuses brides formant plusieurs cavités irrégulières, qui renferment une petite quantité de liquide albumineux ressemblant à de la synovie. Ces brides, qui sont des restes du tissu cellulaire qui n'a pas été complétement détruit, se confondent avec les parties voisines, lorsqu'elles existent, et au deuxième mois on peut rencontrer une nouvelle capsule très-résistante et très-épaisse. Gibson n'est parvenu à rompre une capsule semblable qu'après avoir usé des efforts les plus violents. Elle s'insère déjà à des stalactites osseuses que M. Thore a trouvées très-aiguës et en grand nombre au troisième mois. Plus tard, elle constitue un obstacle encore plus puissant à la réduction, et dans quelques cas, il a été impossible de la faire céder.

Les muscles qui viennent se confondre avec la capsule, et souvent font partie d'elle-même, ajoutent encore à la résistance. Ils rendent les tractions plus dangereuses, tout en les réduisant à nullité. Sur le malade de Gibson, mort au deuxième mois des suites de la violence des manœuvres chirurgicales, la capsule était intimement adhérente au muscle sous-scapulaire dans l'épaisseur duquel elle s'était formée. Dans l'observation publiée par M. Forget, on lit qu'au quatrième mois, une enveloppe fibreuse très-épaisse simulait la capsule nouvelle, et recevait en dehors l'expansion des muscles en se confondant avec le tendon du sous-scapulaire. M. Malgaigne n'ayant pu réduire une luxation scapulo-humérale datant de sept mois, eut l'occasion de s'assurer que s'il avait échoué c'était en partie par la résistance de la portion supérieure de la capsule nouvelle, qui se confondait en haut avec le tendon du sous-scapulaire, et adhérait à la fosse sous-scapulaire. Sur la malade de M. Guérin, morte au troisième mois, la capsule était déjà formée aux dépens des fibres du muscle sous-scapulaire.

Quant aux obstacles opposés par la capsule ancienne, ils existent dès le début, et se confirment rapidement par des adhérences que cette capsule contracte soit avec la capsule nouvelle, soit avec les parties voisines, après avoir été tendue au devant de sa cavité articulaire ou s'être rétractée vers son centre. On ne peut prévoir de pareilles résistances, même à l'état récent, mais il faut les faire entrer en ligne de compte avec toutes les causes d'échec, lorsqu'on calcule les chances de succès.

Ainsi, à une époque où la surface articulaire ancienne serait encore apte à recevoir l'extrémité luxée, la capsule nouvelle a acquis assez de résistance pour s'opposer à ce que cette extrémité soit remise en place, et dès le second mois, peut-être même avant, elle ne se laisse rompre qu'avec une certaine difficulté. Il ne faut pas oublier, cependant, que dans les luxations incomplètes elle laisse parfois communiquer les deux cavités, et que plus la tête s'éloigne de son articulation normale, plus les liens de nouvelle formation qui l'en séparent sont épais et résistants. De tels obstacles ne sont pourtant pas insurmontables ; les faits vont le prouver.

2° *Des tentatives de réduction dans les luxations anciennes.* — L'expérience, appuyée sur des faits nombreux, doit avoir un grand poids sur la détermination à prendre lorsqu'on est appelé à traiter une luxation ancienne; aussi ai-je cherché à réunir autant que possible toutes les observations qui ont trait aux tentatives de réduction, à noter tous les succès et même les insuccès. Je ne m'exagère cependant pas l'importance d'un tel travail. Pour juger rigoureusement il faudrait établir des parallèles qui seront toujours impossibles, parce que tous les malades ne se ressemblent pas, parce que les divers procédés en usage sont appliqués avec plus ou moins d'à-propos et d'habileté, et enfin parce que les hommes auront toujours peu de tendance à publier leurs revers.

On a réduit des luxations très-anciennes, avec ou sans chloroforme, avec ou sans poulies; mais il est une limite qui n'a pas été dépassée. Cette limite n'est pas la même dans les luxations des énarthroses et des ginglymes, et il est nécessaire d'établir entre elles une distinction, celles-ci devenant plus promptement irréductibles que celles-là.

a. — *Luxations des énarthroses.* — La luxation la plus ancienne dont on ait fait connaître la réduction, est bien propre à démontrer que même après plusieurs années on n'est pas en droit d'assurer que la cavité cotyloïde est oblitérée et que la tête du fémur a perdu droit de domicile. Elle a été observée par Cornish. Un marin, âgé d'environ vingt ans, s'était luxé la hanche. Deux mois après, A. Cooper tenta en vain la réduction. Cornish, consulté au bout d'un an, déclara la déformation incurable. Il avait parfaitement constaté tous les signes d'une luxation iliaque, et le malade marchait avec des béquilles. Quinze ans après, il le rencontra marchant sans la plus légère claudication, et apprit de lui que cinq ans après l'accident, se rendant de Falmouth à Plymouth dans un petit vaisseau côtier, l'embarcation reçut une secousse par laquelle il fut jeté à la mer. Au moment de sa chute, il entendit un fort craquement dans la hanche, et depuis ce moment il mit de côté ses béquilles, et recouvra l'usage parfait du membre. Il n'y a là rien d'étonnant. La tête du fémur, dans de semblables accidents, sort de son articulation normale. Pourquoi ne sortirait-elle pas d'une articulation nouvelle pour se porter en avant, juste au niveau de la cavité cotyloïde, qui peut rester longtemps intacte, comme le démontre l'anatomie pathologique. Il existe un fait analogue de réduction spontanée dans une luxation ancienne. C'est celui qui a été rapporté par Gauthier. L'accident était plus récent, mais déjà on avait échoué à diverses reprises et avec le secours des machines. Le malade fut envoyé aux eaux. Il revenait, lorsque voulant monter dans un fiacre il porta d'abord le pied sain sur le marchepied, et, en élevant à son tour l'autre jambe, il entendit un bruit sourd. La tête était rentrée dans sa cavité. Il s'agissait d'une luxation en dedans.

Ce sont là des exceptions. Le fait de Cornish prouve qu'une luxation du fémur peut être réduite au bout de cinq ans, mais aucun chirurgien n'a encore osé rechercher un pareil succès. Les plus hardis, Pfaff et Cabanis, se sont arrêtés à la deuxième année. Toutefois, on a violemment discuté l'observation du malade de Cabanis, publiée par Guyennot, et il ne serait pas impossible qu'il y ait eu une erreur de diagnostic ; c'est là l'opinion de Delpech.

Les luxations qui se placent immédiatement après celles-ci, ne dataient que d'une année, et c'est à pareille époque que remonte le succès le plus éloigné qui ait encore été obtenu sur les luxations de l'épaule. Au bout d'un an et quinze jours, M. Sédillot, par des tractions énergiques et soutenues, à l'aide des moufles, est parvenu à réduire une luxation sous-épineuse, pour laquelle le malade s'était en vain adressé à plusieurs chirurgiens éminents. — Deux luxations iliaques ont encore été réduites au bout d'un an, l'une par Guillaume de Salicet, l'autre par Lefèvre, à l'aide du procédé de Colombot.

Smith a réduit une luxation de l'humérus en dedans, qui datait de dix mois et demi, et a atteint ainsi la limite la plus élevée pour les luxations de ce genre.

A huit mois, Gisborne, à l'aide de la simple rotation et du chloroforme, mit en place un fémur luxé dans l'échancrure sciatique ; et Carron du Villards obtint un succès semblable sur une luxation ovalaire : ce dernier avait préalablement soumis son malade, pendant une semaine, à des tractions graduées, et ce ne fut que le septième jour qu'il tenta la réduction définitive, après avoir administré l'éther. Il réussit par l'élévation forcée et la rotation en dedans.

Trois luxations ont été réduites au septième mois, toutes les trois humérales et sous-coracoïdiennes, l'une par Flazani et les deux autres par Smith. Des deux dernières, l'une était plus ancienne de quinze jours. Toutes les trois ont été réduites facilement par les moyens ordinaires ; aussi est-on en droit de se demander si ces luxations étaient bien complètes.

Le sixième mois compte des succès plus nombreux. Gockel, Hamilton, Blakman, Martial Dupierris à Cuba, ont chacun réduit une luxation du fémur en arrière, six mois après l'accident. Les luxations de Blakman et de Hamilton étaient des luxations iliaques. Ce dernier s'est servi du chloroforme. A la même date, on ne trouve pas moins de résultats heureux dans les tentatives de réduction des luxations de l'épaule. Roux a réduit une luxation sous-coracoïdienne, qui remontait à six mois, après des tentatives qui durèrent vingt minutes. Kenzie de Baltimore, Kirby de Dublin, Brodhurst, en ont fait autant pour des luxations désignées sous le nom de luxations en dedans. Enfin, Malgaigne, avec une traction de 120 kilos, a réussi sur une luxation sous-épineuse de six mois et demi.

Plus tard, nous trouvons : Deux luxations sous-acromiales réduites, l'une à cinq mois et demi, l'autre à quatre mois et demi, par Malgaigne, à l'aide d'une force de 130 kilos dans le premier cas, 120 dans le second. — Deux luxations sous-coracoïdiennes, réduites par le même chirurgien, l'une à cinq mois, avec une force de 160 kilos, l'autre à quatre mois et demi avec une force de 160 kilos, après trois tentatives infructueuses. — Une luxation iliaque, réduite par Travers. — Enfin, une luxation de l'épaule de quatre mois que nous plaçons à la fin, parce que le succès ne fut obtenu qu'au prix de la vie du malade. Elle a été réduite par Lisfranc.

A partir du troisième mois, les succès obtenus dans les luxations anciennes de l'épaule deviennent fréquents et beaucoup de chirurgiens, sans fournir d'observations, disent en avoir obtenu à pareille époque. C'est, du reste, la limite fixée par Cooper. Ainsi, j'ai pu réunir vingt-cinq cas de réduction, sur des luxations qui dataient de deux à trois mois.

Il n'en est pas de même pour les luxations du fémur. On n'en trouve que quatre réduites à cette même époque : l'une par Dupuytren, au quatre-vingt-dix-neuvième jour ; l'autre à la neuvième semaine, par Syme ; deux autres, au soixante-dix-huitième jour, par Dupuytren et Breschet. Toutes étaient des luxations en arrière.

De un mois et demi à deux mois, j'en trouve douze, dont une sciatique et une ovalaire, toutes traitées avec succès, et dix vers la fin du premier mois, de telle sorte que, jusqu'au second mois inclusivement, on a obtenu un nombre relativement considérable de guérisons, et que, passé le troisième mois, les succès deviennent très-rares.

De ceci il résulte que le délai de Cooper, huit semaines,

c'est-à-dire deux mois pour la hanche, et trois mois pour l'épaule, peut être accepté comme règle générale, mais qu'il ne peut s'appliquer aux faits particuliers. Si l'on respecte ces limites, on abandonne des malades qui pourraient être guéris. D'un autre côté, si l'on ne s'arrête qu'aux périodes les plus éloignées, on s'expose à des échecs et à des dangers. — Or, on éprouve des échecs même dans les luxations les plus récentes, et il serait très-intéressant, si l'on connaissait tous les insuccès, de comparer les faits pour en tirer des conclusions. — Ainsi, dans les luxations du fémur, on peut constater des tentatives inutiles, jusqu'au huitième mois, en aussi grand nombre que les tentatives heureuses ; mais la proportion est-elle bien exacte ? Quoi qu'il en soit, il est raisonnable de supposer qu'on réussit moins facilement à mesure qu'on attend davantage.

A l'épaule, il se présente une autre question qu'il est impossible de se poser pour les luxations de la cuisse, parce que les observations font défaut. Toutes les luxations sont-elles réductibles avec la même facilité ? Je ne le pense pas. Il est facile, en effet, en dressant un tableau comparatif des diverses luxations de l'articulation scapulo-humérale, de constater que de toutes, ce sont celles dans lesquelles la tête se rapproche le plus de la cavité glénoïde, qui restent réductibles le plus long espace de temps. Aussi, la luxation la plus ancienne parmi celles qui ont été réduites est une sous-épineuse (Sédillot). Ce sont encore des luxations de même genre, luxations qui, pour Malgaigne, sont des sous-acromiales, qu'on retrouve aux termes les plus reculés, à six mois et demi, cinq mois et demi, quatre mois et demi (Malgaigne). Toutes les autres sont sous-coracoïdiennes ou dans l'aisselle. La luxation intra-coracoïdienne la plus ancienne dont on ait cité la réduction, datait de trois mois, justement de la limite que nous avons admise comme règle générale.

Elle a été réduite par le procédé de White, à l'aide de poulies qui tiraient le bras en haut. Une seconde luxation, qui datait de deux mois, a encore été réduite au moyen du même procédé, par Huguier ; une troisième, enfin, encore à deux mois, par le procédé du talon (Cooper). Malgaigne, pour en réduire une de cinquante-sept jours, a déployé une force de 170 kilos. Le même chirurgien a réduit deux luxations sous-claviculaires, l'une au quarante-deuxième jour, avec une traction de 180 kilos, l'autre au vingt-neuvième jour.

Il est donc évident que les luxations en dedans deviennent plus rapidement irréductibles que les luxations en bas et les luxations en arrière, et ceci concorde parfaitement avec toutes les observations. En recherchant les insuccès à partir d'un mois, j'en trouve seize, dont cinq seulement pour les luxations en bas. Tous les autres se rapportent aux luxations en dedans. Malgaigne a échoué quatre fois en réduisant des luxations intra-coracoïdiennes : à un mois, à cinq mois deux fois, et à six mois. Dans ce dernier cas, il avait poussé les tractions jusqu'à 190 kilos. Sédillot a échoué au sixième mois, malgré le chloroforme et les moufles. Deux autres cas concernent des luxations qui dataient d'un mois. Pour les luxations sous-claviculaires, Malgaigne dit avoir échoué trois fois, et cependant il poussa les tractions, dans une première luxation qui datait de deux mois et une semaine, jusqu'à 205 kilos ; dans une seconde, qui datait six mois cinq jours, jusqu'à 160 kilos ; dans une troisième, de six mois, jusqu'à 200 kilos. Dupoui tenta en vain de réduire une luxation qui s'était produite depuis un mois seulement. Il échoua, dit Malgaigne, avec la fleur de la chirurgie parisienne.

L'expérience nous apprend ainsi qu'il faut avant tout, pour les luxations de l'épaule, établir un diagnostic aussi exact que possible, et se guider moins sur l'ancienneté de la lésion que sur les caractères qui lui sont propres. Je reviendrai encore sur cette idée, que j'ai déjà exprimée dès le début.

b. — *Luxations des ginglymes.* — Je m'occuperai seulement des luxations du coude. La seule luxation d'une articulation ginglymoïdale étrangère à l'articulation huméro-cubitale, que l'on ait soumise à des tentatives de réduction un peu tardives, est une luxation tibio-rotulienne incomplète qui fut réduite à trois mois et demi par Bruch. La traction ne dépassa pas 100 kilos.

Plusieurs auteurs font remonter à deux ans et demi la dernière limite à laquelle soient arrivés les chirurgiens dans la réduction des luxations de l'avant-bras. Ils attribuent à Starck le mérite d'un tel succès. Or, il faut bien le savoir, ce n'est pas une luxation de l'avant-bras, mais une luxation de l'extrémité supérieure du radius en avant, que ce chirurgien a guérie, et non réduite, par des tractions exercées régulièrement tous les jours pendant un mois. Par ses manœuvres, il a exercé et rendu utile l'articulation de nouvelle formation, et les mouvements ont reparu, mais il résulte d'une lecture attentive de l'observation qu'il n'y a pas eu réduction.

Faut-il croire encore à la réduction obtenue par M. Thierry au bout de huit mois? La luxation était complète en arrière et en dehors. M. Thierry fit d'abord exécuter à l'avant-bras des mouvements de flexion et d'extension, puis le bras étant fixé, il porta le membre dans la pronation et dans la supination plusieurs fois. Le déplacement se réduisit au bout d'une demi-heure avec facilité, mais à peine les mains du chirurgien quittaient-elles les surfaces osseuses que le déplacement se reproduisait dans le mouvement d'extension. La réduction s'opérait ensuite facilement par des tractions modérées, et se reproduisait de même. M. Thierry fit alors construire par Charrière un appareil qui, tout en maintenant les os en place, permettait l'exercice du membre. Les mouvements étaient bornés, mais la malade pouvait se servir de son bras. Elle conserva sa machine un an et put exécuter ensuite des mouvements avec facilité. Ce n'est pas tout à fait là ce qu'on appelle une luxation réduite, et je montrerai qu'à l'aide de son appareil ingénieux M. Thierry aurait pu rendre à sa madade des mouvements tout aussi étendus sans que les os eussent été exactement remis en place.

Ces deux observations écartées, il en reste une encore au moins aussi singulière que celle que nous a fait connaître Cornish. Un homme, dit Th. Bartholin (*Historiarum Anatomicarum rarium*), se luxa le coude; la luxation ne fut pas réduite. Un an après, il fit une chute de cheval, et pendant la chute la luxation se réduisit brusquement.

Arrivant à un traitement plus chirurgical, on trouve une première luxation réduite au sixième mois par Dracke, et une seconde par Gerdy.

A cinq mois treize jours, sur un jeune garçon de dix-neuf ans, Brainard de Chicago a réduit une luxation en arrière sans causer d'accident. Au cinquième mois, Roux a aussi réduit une luxation en arrière en faisant tirer sur le bras par plusieurs hommes robustes, et Blackman une luxation en dehors. Gorré a eu le même succès pour une luxation en arrière chez un jeune matelot. La réduction a été faite au cent cinquante-sixième jour. En tout, cinq luxations réduites au cinquième mois.

Sanson a réduit une luxation du coude en arrière au cent quatorzième jour, et Lisfranc aidé de Malgaigne a réussi au cent dixième jour, près de quatre mois. M. Petrequin a réduit une luxation du cubitus seul en arrière, qui datait de trois mois et demi environ (cent un jours).

Maisonneuve à réussi après trois mois. Malgaigne sur un enfant de dix ans qui avait une luxation du coude en arrière depuis trois mois, également, dut pousser les tractions jusqu'à 200 kilos. Le dynamomètre ne marquait plus.

Entre soixante et soixante-dix jours, j'ai compté douze luxations réduites, en y comprenant deux luxations du cubitus seul en arrière. Le nombre va ensuite croissant. Le deuxième mois compte à lui seul plus de succès que tous les autres réunis.

Dans cette luxation, les succès et les insuccès, aux diverses périodes, se partagent encore d'une manière à peu près égale, et certaines luxations n'ont pu être réduites malgré les tentatives les plus violentes.

Je ne puis établir de distinction entre les diverses luxations. Les seules dont il soit question, excepté une, sont des luxations en arrière. Quant aux luxations du radius, on sait combien elles sont difficiles à maintenir réduites, même dans les jours qui suivent immédiatement l'accident. Les mouvements reparaissent ensuite, et il n'est pas bien étonnant que l'on ne se soit guère préoccupé d'un tel déplacement.

En somme, on peut, en s'appuyant sur les faits antérieurs, réduire une luxation du coude jusqu'au sixième mois. On doit la réduire jusqu'au deuxième mois inclusivement, à moins de contre-indications spéciales. Peut-être les luxations incomplètes se réduisent-elles plus facilement que les luxations complètes, mais je ne pourrais citer aucun fait probant, à l'appui de cette opinion.

c. — Luxations condyliennes. — Celles de ces luxations qui deviennent le plus promptement irréductibles, sont celles des phalanges et en particulier celles du pouce. Il suffit, pour donner une idée des difficultés que l'on peut éprouver en pareil cas, de lire une observation de Blandin. Un homme de trente ans s'était luxé le pouce, il y avait un mois. Blandin, après avoir chloroformé le malade, commença par mettre en usage l'extension simple du pouce avec un lacs auquel il renonça parce qu'il comprimait les muscles et paralysait les efforts de réduction. Ce chirurgien procéda alors à la ténotomie des ligaments latéraux, mais sans résultat, quoiqu'il eût employé successivement les instruments de Charrière et de Lüer. Alors il se servit de deux poinçons très-forts dont il enfonça la pointe d'un côté dans la tête de la phalange, de l'autre dans la tête du métacarpien; puis pressant en sens inverse sur ces deux extrémités osseuses, il espérait, à la faveur de ce double mouvement de propulsion, remettre les os en place. Il n'y réussit pas. Enfin, il prit le parti de pratiquer la ténotomie des muscles de l'éminence Thénar qui embrassaient le col du métacarpien. Il divisa les attaches du court abducteur, et le faisceau externe du court fléchisseur; mais, ainsi que les précédentes, cette opération fut en pure perte. Blandin, on le voit, n'abandonnait pas facilement une réduction entreprise. Nous serions beaucoup moins hardi, et pour une opération qui en somme peut n'être qu'une opération de complaisance, mieux vaut s'abstenir que d'exposer le malade aux accidents que je signalerai.

Mâchoire inférieure. Je n'ai pu réunir que sept luxations anciennes de la mâchoire. La plus ancienne a été réduite par Donovan au quatre-vingt-dix-huitième jour. Viennent ensuite : 2° une luxation de deux mois réduite par Pamard d'Avignon ; 3° une luxation de trente-neuf jours réduite par Lafond de Nantes ; 4° et 5° deux luxations de trente-cinq jours, réduites par Stromeyer et Astley Cooper ; 6° une luxation de trente jours, réduite par A. Cooper ; 7° une luxation de quelques semaines réduite par Physick de Philadelphie.

Parmi ces luxations, une seule était unilatérale, celle de Lafond. Trois ont été réduites avec la pince de Stromeyer, entre autres celle de Pamard, une des plus anciennes.

Je dois ajouter que, lors de mon externat à l'hôpital Beaujon, j'ai été témoin d'un insuccès pour une luxation double de la mâchoire inférieure, qui datait de quelques semaines. La malade, une jeune Anglaise, était enceinte de sept mois. Elle conserva sa luxation, et avorta dans la journée. On avait opéré sans chloroforme, à l'aide de leviers en bois, introduits de chaque côté entre les arcades dentaires.

Les luxations anciennes des autres articulations ont peu occupé les chirurgiens et je ne connais aucune observation à citer au sujet de leur réduction.

B. QUELS SONT LES ACCIDENTS A CRAINDRE LORSQU'ON CHERCHE A RÉDUIRE UNE LUXATION ANCIENNE?

Ces accidents sont nombreux. Ils présentent toujours une certaine gravité, et peuvent compromettre la vie du malade. Heureusement, le chloroforme est venu remédier à plusieurs d'entre eux Il a fait justice du tartre stibié, des émissions sanguines, et de ce régime débilitant qui, prolongé outre mesure, devait profondément altérer la santé du patient. Il est vrai qu'il n'est pas lui-même tout à fait innocent, et nous nous rappelons que trop souvent il a dépassé les limites de la résolution complète, mais, administré avec prudence, il supprime toute une série de dangers sérieux. Avec lui, la douleur et les accidents nerveux qu'elle a causés en certains cas, n'ont plus de raison d'être, le malade devient inerte et passif, et dès lors plus d'emphysème, plus de congestion et d'hémorrhagie cérébrale, plus d'épuisement mortel.

Malgaigne se montre très-incrédule au sujet de l'emphysème consécutif aux tentatives de réduction. Le cas de Flaubert qu'il ne peut réfuter le met à la gêne et il déclare que c'est là un accident étranger et à la luxation et à la réduction. Cependant Desault, qui en fait mention, possédait une assez vaste expérience pour voir juste et bien observer. Il devait avoir raison. Or, si Malgaigne avait été moins prompt à éliminer un phénomène qui lui paraissait extraordinaire, il l'aurait certainement expliqué. L'emphysème n'a jamais paru qu'à l'épaule, et ce n'est point tant au foyer même de la luxation que dans le creux sus-claviculaire, que l'air est venu infiltrer le tissu cellulaire. Les efforts du malade, et les cris violents arrachés par la douleur, suffisent certainement pour rompre quelques vésicules pulmonaires et chasser sous la plèvre, puis de là vers les parties supérieures du thorax le gaz qu'elles contiennent. La malade de Flaubert, âgée de soixante-dix ans, avait poussé des cris violents tandis qu'on lui réduisait une luxation du bras. L'emphysème vint se montrer dans la région sus-claviculaire et s'étendre par-dessus l'épaule jusque vers le milieu du dos.

La congestion cérébrale, pas plus que l'emphysème, n'a pu trouver grâce devant Malgaigne. En présence d'une autopsie, l'éminent chirurgien ferme les yeux à l'évidence, et accuse l'épuisement général d'avoir causé la mort. Lisfranc, avec plus de raison, avait attribué à l'apoplexie cérébrale cette terminaison fatale. Voici le fait : Un homme de quarante ans, athlétique, portait une luxation scapulo-humérale, en bas et en dedans, depuis quatre mois. Après une saignée de quatre palettes, Lisfranc fit tirer sur le poignet par sept aides, et réussit enfin à la quatrième reprise. Le sujet, bien que fatigué, voulut retourner lui-même à son lit. Une heure et demie plus tard, il mourait subitement. Tous les viscères étaient en bon état, mais il existait une *ex-*

cessive injection des vaisseaux de la pie-mère, avec de la sérosité épanchée dans les mailles de cette membrane. Les sinus étaient remplis de sang coagulé. La substance grise était très-colorée, la substance blanche fort sablée, et par les points du sablé on voyait suinter du sang noir. Sur chaque couche de substance cérébrale, les vaisseaux restaient béants et versaient du sang. La substance blanche du cervelet était sablée comme celle du cerveau. Quoi de plus net? Et ne peut-on concevoir que les efforts excessifs d'un homme puissant, qui résiste à de fortes tractions, suffisent pour causer de telles lésions, lorsqu'on voit des individus atteints de congestion cérébrale pour s'être exercés à soulever un grand fardeau, ou bien encore, lorsqu'on sait que les efforts d'un accouchement laborieux font naître parfois un pointillé sanguin sur la face, et des ecchymoses sur les conjonctives? Deux observations de Flaubert viennent encore à l'appui de cette opinion, et démontrent que le sang peut affluer en assez grande quantité dans le cerveau, pendant les tentatives de réduction, pour rompre les vaisseaux et causer une hémiplégie. Les malades sur lesquels fut observé cet accident étaient âgés, l'un de cinquante ans, l'autre de soixante-quatre, et peut-être existait-il déjà une altération prédisposante des parois vasculaires. Ils étaient tirés, l'un par six aides, l'autre par cinq, et probablement opposaient une vive résistance. L'hémorrhagie cérébrale, ou plutôt l'hémiplégie, fut instantanée, et on ne saurait l'expliquer autrement que par le mécanisme de l'effort.

On a vu d'autres malades succomber rapidement à la suite de tentatives de réduction, et, ne sachant comment expliquer une fin aussi rapide, on l'a attribuée à l'épuisement de la force vitale. C'est ainsi que serait mort un second malade de Lisfranc, un jeune enfant de dix ans, qui fut mis à la torture pour une luxation du coude, datant de quatre mois, et que plusieurs chirurgiens auraient perdu leurs opérés. On ne peut nier en effet que des malades se soient affaissés, épuisés par la douleur et les efforts qu'ils avaient trop longtemps opposés aux tiraillements des aides.

Ainsi, l'emphysème, les morts subites, l'hémiplégie, s'expliquent, soit par le mécanisme de l'effort, soit d'une manière plus générale par l'exagération momentanée de la contraction musculaire. Le chloroforme, en supprimant la cause, éloigne par cela même tous ces accidents.

On a signalé des lésions tout aussi faciles à éviter, et qui ne peuvent détourner un chirurgien prudent d'une tentative de réduction. Tout au plus leur imminence doit-elle l'engager à redoubler de précautions. Ce sont des contusions et des décollements au point d'application des lacs sur lesquels on opère l'extension et la contre-extension. Des ecchymoses plus ou moins étendues, des éraillures de la peau, des eschares limitées aux téguments, des abcès sous-cutanés, seraient un mince inconvénient, et, pour ma part, j'ai vu deux fois le pli de l'aine céder aux tractions de l'appareil Jarvis, sans qu'il en soit résulté rien de fâcheux pour le malade. Richerand a même vu déchirer la peau de l'aisselle. Malheureusement, d'autres chirurgiens ont été témoins de phénomènes plus graves, qu'il n'ont peut-être pas évités parce qu'ils ne connaissaient rien de semblable. Malgaigne réduisait une luxation de l'épaule à une femme obèse. La traction fut poussée à 230 kilos, sans rien obtenir. L'extension s'opérait sur le bras, le coude maintenu fléchi à angle droit par un aide ; au moment où le chirurgien essayait pour la dernière fois la bascule, l'aide lâcha l'avant-bras. Le bracelet, aussitôt, glissa jusqu'auprès du poignet, entraînant avec lui la peau du bras repliée comme un bas qu'on déroule. Il n'y eut pas la moindre trace de rupture extérieure, mais le tissu cellulaire qui joint les téguments aux couches sous-jacentes avait été déchiré dans une grande étendue, et il en résulta une gangrène, par bonheur limitée. Il est clair que si l'aide n'avait pas lâché l'avant-bras, ou bien si l'on eût fait maintenir solidement le bracelet par un assistant, chargé en même temps de surveiller l'état de tension de la peau, cet accident ne serait pas arrivé. On peut donc l'éviter. Ce serait encore une faute que de ne pas appliquer les lacs à extension sur la plus large surface possible, après avoir préalablement entouré de bas en haut le membre entier dans une bande. Un lac agissant comme une corde produit facilement des lésions profondes. L'œdème persistant des membres, à une certaine distance de la luxation, ne tient peut-être pas à une autre cause. Skey a rapporté un cas fatal de phlébite, consécutive à une extension prolongée de la cuisse, dans une luxation ancienne. Fano a rapporté une observation dans laquelle un œdème du membre supérieur fut le résultat d'un étranglement intense de la partie supérieure du bras gauche par un nœud coulant. Il y avait en même temps contusion des nerfs de la région. Le même chirurgien a encore observé l'œdème du membre, cette fois accompagné d'eschares, à la suite d'efforts de traction par les moufles, exercés dans le but de réduire une luxation sous-coracoïdienne. Une artère superficielle pourrait certainement être blessée de la sorte, mais je n'en ai pas trouvé d'exemple. Quant aux nerfs, tout le monde sait que les malades accusent au-dessous du point comprimé des fourmillements qui, parfois, durent fort longtemps.

Ceci se résume à la nécessité de se tenir averti, afin d'éviter de tels mécomptes, par des soins préalables minutieux, et des précautions toujours indispensables.

En troisième lieu, viennent enfin des accidents beaucoup plus graves, soit parce qu'ils compromettent définitivement le succès, soit parce qu'ils deviennent rapidement mortels. De ce nombre sont : les fractures, l'inflammation du foyer de la luxation, les lésions des vaisseaux et des nerfs, l'arrachement du membre, et enfin le tétanos.

Fractures. — Les fractures consécutives aux tentatives de réduction se produisent sur un os luxé, ou sur l'os voisin. Les rebords de la cavité cotyloïde ou de la cavité glénoïde y sont plus particulièrement exposés, et une fois qu'ils ont été détachés, il devient très-difficile de maintenir la réduction. Les fractures de l'humérus et du fémur, en brisant le levier indispensable à la réduction, laissent le chirurgien désarmé pendant plusieurs semaines et lui préparent de nouvelles difficultés. Elles se produisent ordinairement pendant le mouvement de coaptation, mais elles sont rarement l'effet de l'unique force. Il faut se rappeler que dans la plupart des cas, comme je l'ai montré en anatomie pathologique, les os ont été affaiblis par le défaut d'usage. Malgaigne a brisé un fémur au tiers inférieur, en réduisant une luxation de la cuisse qui datait de sept mois et demi. La fracture s'est produite au moment où deux aides imprimaient au membre, depuis quelques secondes, un mouvement de rotation en dehors avec toute la lenteur désirable. Il n'y avait eu aucune violence. Ordinairement la lésion a lieu plus haut, au niveau du col. Erichsen dit avoir à sa connaissance au moins huit cas de fractures du fémur pendant les tentatives de réduction, dans ces sortes de luxations; mais il ne donne aucune observation, et je n'ai pu trouver qu'un seul fait, attribué à Thornbull par Hamilton, qui prétend que ce chirurgien, croyant avoir réduit une luxation du fémur, avait plus vraisemblablement fracturé cet os. Les autres cas qu'il m'a été possible de rencontrer se rapportaient à des luxations récentes. Ils ne sont pas plus nombreux, et viennent à l'appui de ce qu'on vient de lire, car il s'agissait de vieillards, et personne n'ignore que la vieillesse modifie la structure des os de manière à les rendre beaucoup plus fragiles. Les fractures de l'humérus sont plus fréquentes. J.-L. Petit et Pott les avaient déjà signalées, les attribuant aux procédés de la porte et de l'échelle. De nos jours, Bérard et Denônvillers ont fracturé le col de l'humérus, non plus par le mouvement de bascule, mais par le mouvement de rotation imprimé au membre, suivant le procédé de Lacour. Larrey nous apprend aussi qu'un inconnu essaya en vain de réduire une luxation ancienne de l'épaule que portait un malade de Breschet. Il ne fut pas heureux, dit-il, car il fractura l'humérus et disparut ensuite. Un rebouteur, cité par Callender, fit mieux : il brisa à la fois l'humérus et l'avant-bras ; et d'autres, suivant Erichsen, auraient même fracturé les côtes en voulant réduire des luxations qui dataient de quelque temps. L'auteur, il est vrai, n'indique pas de quelle manière ces maladroits s'y sont pris.

Les fractures de l'olécrâne, qui ne sont rien en apparence, ont le grand inconvénient de gêner le retour des mouvements, alors même que la réduction a eu lieu. Elles compromettent le succès en gênant pour l'avenir l'extension de l'avant-bras. On doit surtout les redouter au moment où, dans la réduction, on porte le membre dans une forte flexion, afin de remettre les os en place. C'est à ce moment de l'opération que Daugier, Maisonneuve, Morel-Lavallée, Capelletti, Roux, ont vu survenir un pareil accident.

Inflammation du foyer de la luxation. — L'inflammation est le résultat inévitable de toute tentative de réduction. Elle devient un accident redoutable, chaque fois qu'elle dépasse les limites normales. Dans les cas les plus heureux, lorsqu'elle se termine par résolution, elle peut acquérir une suffisante intensité pour se propager aux parties voisines, ou engendrer une ankylose fâcheuse en faisant naître des adhérences entre les surfaces remises en place.

Desault a observé des oblitérations veineuses causées par des tentatives de réduction, dans les luxations de l'épaule. La région s'était d'abord enflammée, et plus tard le membre était devenu œdémateux. Hamilton a vu une ankylose consécutive à une inflammation déterminée par les manœuvres de réduction, pour une luxation de l'avant-bras qui datait de huit semaines. Un malade de Richet, après un accident pareil, conserva une roideur assez prononcée. Dracke parvint à réduire une luxation ancienne de l'avant-bras après avoir soumis son malade à des tractions prolongées pendant huit heures. Il survint une inflammation érysipélateuse considérable, qui heureusement n'eut pas de suites.

La suppuration ou la gangrène conduisent à des résultats bien autrement fâcheux. La mort, ou la perte du membre, deviennent par elles la terminaison la plus fréquente. M. Velpeau réduisait avec Sédillot une luxation de l'épaule qui datait de cinq semaines. On s'arrêta à 100 kilos, sans réussir. Quelques jours après il survint un phlegmon diffus qui envahit tout le côté de la poitrine; puis un érysipèle ambulant, et enfin une infection purulente qui emporta le malade. Morel a vu mourir des suites d'une inflammation du foyer de la luxation un malade sur lequel on avait tenté la réduction d'une luxation de l'épaule au quarante-huitième jour. Parmentier a lu à la Société anatomique une observation analogue. Il s'agissait d'une luxation intra-coracoïdienne datant de six mois et demi, traitée par Malgaigne et qui est rapportée dans le Traité des luxations. A l'autopsie on trouva dans le creux de l'aisselle un vaste foyer purulent, qui s'étendait jusque dans l'articulation. Pareille suppuration est survenue à la hanche pour des luxations anciennes observées par Hamilton, Roser, Sanson, Robert et Huguier. Les malades succombèrent. Celui de Huguier avait une luxation ovalaire, et c'était Malgaigne qui s'était chargé de la réduction. Tout récemment enfin, M. Tillaux a eu l'occasion de faire l'autopsie d'un malade âgé de vingt-neuf ans, et atteint d'une luxation iliaque datant de cinq mois, que M. Broca, quelque temps auparavant, avait en vain essayé de réduire à l'aide de l'appareil de Mathieu. Les tractions, portées à 240 kilos, allongèrent le membre sans que le fémur reprît sa place. Aucun accident ne survint tout d'abord, et le malade sortit sur sa demande huit jours après. Il est probable qu'il se mit aussitôt au travail et qu'il se fatigua, car quinze jours plus tard il entrait à l'hôpital Saint-Antoine, dans le service de M. Lorain, qui constata un empâtement considérable de la hanche gauche et une péritonite. M. Tillaux, outre les lésions propres à une luxation iliaque datant d'un certain temps, put constater un épanchement purulent qui remplissait la capsule, et dans lequel baignait la tête fémorale. Le muscle moyen fessier était infiltré de pus, et la fosse iliaque externe en était remplie. Le pus occupait également l'ancienne cavité. Le muscle obturateur externe, le trou sous-pubien et le muscle obturateur interne étaient de toutes parts en contact avec le même liquide. En ouvrant l'abdomen, on pouvait constater une péritonite généralisée, mais beaucoup plus intense dans le petit bassin, par où elle avait débuté. La marche, ajoute M. Tillaux, a donc été la suivante : inflammation de la nouvelle articulation, extension à l'ancienne, puis à l'obturateur interne et au péritoine.

Flaubert a vu mourir d'une inflammation consécutive un malade qui avait une luxation datant de vingt-sept jours. C'était une luxation du coude, et sept aides avaient exercé des tractions violentes à plusieurs reprises.

La gangrène du membre a été observée par Loder. Il étudiait à l'Hôtel-Dieu de Rouen quand un homme s'y présenta avec une luxation du bras, qui datait de plusieurs mois. David parvint à la réduire, mais en employant une force considérable. Le membre fut pris d'une inflammation si violente, que la gangrène survint et amena la mort.

La déchirure des parties molles, et la violence de la contusion, expliquent très-bien la suppuration qui se montre en pareil cas. Souvent, en effet, on trouve en même temps de vastes ecchymoses, de larges foyers sanguins. Les muscles sont tiraillés, rompus ou broyés, et l'on ne peut s'étonner d'une terminaison funeste. Le seul moyen de l'éviter, serait de connaître exactement la traction qu'il ne faut pas dépasser dans chaque cas particulier, ou du moins de s'arrêter lorsqu'on juge la pression par trop considérable.

Lésions vasculaires et nerveuses. — J'ai déjà signalé l'inflammation des vaisseaux et la contusion des nerfs, au voisinage de la luxation, ou en des points plus éloignés. Je ne m'occuperai donc ici que de la rupture des parois vasculaires, ou des lésions nerveuses plus prononcées et capables d'entraîner des paralysies persistantes. Mais avant tout, je tiens à faire remarquer un point important et qui n'a peut-être pas suffisamment attiré l'attention, c'est que les accidents de cette nature semblent particuliers à la luxation de l'épaule. Ainsi, une fois seulement les tentatives de réduction d'une luxation ancienne du fémur ont été suivies d'une névralgie sciatique qui a disparu à la longue (Cunier), et je connais une seule autopsie dans laquelle on ait trouvé le nerf sciatique comprimé et aplati. Erichsen a cité, à ma connaissance, et j'ai fait de nombreuses recherches à ce sujet, la seule observation d'arrachement d'un nerf, le nerf médian, pendant les tentatives de réduction pour une luxation du coude en arrière. Jamais il n'a été signalé de lésions artérielles ou veineuses, ailleurs qu'à l'épaule. Par contre, on les a observées en assez grand nombre dans cette région.

Ces lésions peuvent atteindre l'artère, la veine et les nerfs, chacun séparément, ou bien tout le paquet vasculo-nerveux dans son ensemble, comme chez le malade observé par Callender. Seize hommes tiraient sur le patient. Vaisseaux, nerfs, muscles, humérus, tout avait été rompu. Le malade mourut, on s'en doute bien. Il avait sa luxation depuis quelque emps ; il eût été mieux de chercher à utiliser le bras luxé.

Ch. Bell, Platner, Erichsen ont constaté chacun une rupture simultanée de l'artère et de la veine axillaires. Le premier accuse l'ambe, le second les tractions exagérées, le troisième enfin les tractions en haut par le procédé de White.

La veine axillaire a été rompue seule six fois. Trois fois, les malades succombèrent dans la journée ou le lendemain (Froriep — Price — Vogel). Deux fois, ils guérirent (Malgaigne — Flaubert). Une fois enfin, la terminaison n'est pas indiquée. Les luxations observées par Froriep, Price et Erichsen étaient des luxations anciennes, mais on ne sait à quelle époque les faire remonter. Le malade de Vogel avait le bras démis depuis trois semaines ; celui de Malgaigne, depuis deux mois ; celui de Flaubert, depuis quinze jours. L'accident fut causé presque toujours par des tractions exagérées. Malgaigne avait en outre placé dans l'aisselle du malade une serviette sur laquelle il tirait fortement avec le cou, et Flaubert une pelote dont la pression déterminait de vives douleurs sur le trajet des nerfs.

La rupture de l'artère n'est pas un accident spécial aux luxations anciennes. Il suffit, pour s'en assurer, de lire le travail si savant et si consciencieux que M. L. Le Fort a publié dans le *Dictionnaire des sciences médicales* sur les lésions de l'axillaire. Il n'est même pas besoin qu'il y ait une luxation pour que des tractions exagérées sur le bras produisent un anévrysme de l'axillaire. M. Michaux a vu la gangrène de l'avant-bras survenir à la suite d'une rupture des artères de la région par des tentatives violentes contre une luxation récente du coude. C'est aussi dans une luxation récente, qu'un maréchal-ferrant, suivant Cruveilhier, a rompu l'axillaire en opérant la réduction à l'aide de machines de sa profession. Un malade de Warren, quelques instants après s'être luxé l'épaule, fut livré à un rebouteur qui tira sur le bras en plaçant le talon dans l'aisselle. Le lendemain, pendant un effort de toux, l'artère creva et un anévrysme parut dans le creux axillaire. On ne peut non plus regarder comme ancienne la luxation dans laquelle Leudet de Rouen vit survenir un pareil accident sous l'effort de huit aides opérant la traction. Elle ne datait que de onze jours. M. Rouyer a publié un cas d'oblitération de l'artère humérale dans une luxation ancienne, mais il est difficile de savoir si cette oblitération fut l'effet de la luxation elle-même ou des tentatives de réduction. Erichsen rapporte un fait qui prouve bien la nécessité de s'assurer de l'état des parties avant de tirailler un membre. Un malade avait une luxation qui datait de quelque temps. On tira sur le bras, et il survint un anévrysme dont le malade mourut. A l'autopsie on reconnut qu'il y avait eu fracture de l'humérus et que l'accident devait être attribué à l'action de l'un des fragments.

Verduc et J. L. Petit rapportent qu'ils ont vu l'artère axillaire rompue et des anévrysmes rapidement mortels à la suite de tentatives de réduction, et J. L. accuse les procédés de la porte et de l'échelle. Ces deux auteurs n'ont pas eu soin de noter le temps auquel remontait la luxation. Nélaton ne dit rien non plus sur l'ancienneté de la luxation chez la femme d'un âge avancé sur laquelle il a observé la rupture de cette même artère, par des tractions violentes.

Restent sept observations, dans lesquelles la luxation la plus récente datait de six semaines. Il s'agit d'une vieille femme de soixante-six ans dont l'histoire a eu un grand re-

tentissement. Elle s'était fait une luxation qui, d'abord méconnue, fut réduite au bout de six semaines par un rebouteur
qui fit tirer sur le coude et le poignet à la fois par quatre
hommes vigoureux. Le bras demeura engorgé et elle entra à
l'Hôtel-Dieu, deux ou trois mois après l'accident. Douze
jours après son entrée, elle reçut d'une autre malade un
coup de coude qui détermina l'apparition sous l'aisselle d'une
tumeur du volume d'une amande. Six à huit jours après,
elle avait augmenté; Dupuytren la prit pour un abcès, y
plongea le bistouri, vit sortir un jet de sang artériel, reconnut l'anévrysme et proposa aussitôt la ligature de la sous-
clavière, que Pelletan ne permit pas de mettre à exé-
cution.

Gibson compte pour sa part deux accidents, l'un pour une
luxation de deux mois et une semaine, l'autre pour une
luxation de deux mois et demi. L'imprudente ténacité du
chirurgien anglais devait fatalement l'exposer à des mécomptes. Son premier malade, âgé de trente-cinq ans,
homme fortement constitué, avait déjà été soumis à diverses
tentatives de réduction et chaque fois une grande force avait
été employée. Chaque fois aussi, il faut le reconnaître, le côté
avait été suspendu par l'aisselle au sommet d'une porte. Gibson lui fait d'abord subir une préparation qui consistait à
l'affaiblir. Pendant huit jours, le malheureux fut saigné régulièrement, et purgé à l'occasion. Il fut aussi frotté, et l'on
eut soin de mettre son bras en mouvement pendant quelques
jours dans diverses directions. Enfin, on commence l'opération. Le malade est couché et, pendant qu'on tire sur les
poulies graduellement et lentement durant une demi-heure
environ, le chirurgien à l'aide d'un levier cherche à repousser la tête de l'os vers la cavité glénoïde. Ce procédé ne réussit pas; on change la disposition des bandes à extension et
à contre-extension, on place le malade debout sur un tabou-

ret, puis on recommence. Pas plus de succès. On recouche le patient, on le saigne encore, on le purge de nouveau et on reprend les tentatives, tantôt par les poulies, tantôt par le talon dans l'aisselle, cela durant près d'une heure. Enfin au bout d'une heure trois quarts, la luxation fut réduite, et le malade purgé. Quelques jours après il mourait d'un anévrysme de l'axillaire. Quant au second, ce fut bien autre chose encore. 1re tentative : on place un bourrelet au fond de l'aisselle et au-dessus on place une bande à contre-extension fixée à un meuble ; l'extension est faite à l'aide de poulies ; on lâche tout à coup et on commence un mouvement de rotation. Rien. 2ᵉ On recommence. Même insuccès. 3ᵉ On fixe plus solidement l'omoplate et on recommence. 4ᵉ On essaye par le procédé du talon. 5ᵉ On fixe le bras du malade par une forte alèze, que l'on confie à six aides vigoureux qui tirent avec fermeté pendant quelque temps, mais sans rien obtenir. Cette fois le patient était épuisé, et ses muscles s'étaient complétement relâchés. 6ᵉ Le docteur Horner recommence par le procédé du talon, et réduit. Ce n'était pourtant pas fini. 7ᵉ La luxation s'était reproduite une demi-heure après ; Gibson arrive au lit du malade, le saisit au bras, et lui imprime deux ou trois mouvements de rotation qui ramènent la tête dans sa cavité. Six heures après, le creux axillaire gonflait, et le malade mourait dans la journée d'un anévrysme. On aurait le droit d'être étonné s'il n'était rien survenu de très-grave.

Callender a fait mention d'un autre malade qui fut atteint d'anévrysme à la suite des manœuvres de réduction pour une luxation de deux mois et demi. Il avait été chloroformé et soumis à trois reprises différentes à la simple extension aidée de la circumduction.

Deux malades gardaient leur luxation depuis quatre mois. L'un a été observé par Blackman, l'autre par Pelletan. Pelletan vit paraître la tuméfaction de l'aisselle pendant les tentatives de réduction, et crut d'abord qu'il s'agissait d'un emphysème. Il fit même une ouverture à la tumeur, mais c'était une crevasse de l'artère. Le sujet mourut d'hémorrhagie.

Cruveilhier, enfin, dit qu'il a vu une rupture d'artère déterminée par les tractions répétées de plusieurs aides vigoureux, sur un bras luxé depuis au moins un an.

Nerfs. — La lésion des nerfs est passagère ou durable. Elle se traduit, soit par des névralgies, soit par des paralysies. Erasistrate, au dire de Malgaigne, avait déjà signalé les paralysies locales dans les tentatives de réduction. Cooper a observé la perte de la sensibilité et du mouvement de la main dans un cas où la tension avait suffi pour déchirer les téguments et les muscles ; Malgaigne, l'engourdissement de l'avant-bras et de la main pour une luxation de quarante jours, soumise à des tentatives de réduction répétées. Lenoir, Larrey, Sédillot, Marx ont observé des faits semblables. Le cas le plus remarquable est celui qui a été rapporté par Flaubert, et dans lequel tous les nerfs du plexus brachial furent arrachés à leur insertion à la moelle.

Arrachement du membre. — L'arrachement du membre a été observé deux fois seulement. Une fois pour une luxation du pouce ; une fois pour une luxation du bras, par M. Guérin. La malade de M. Guérin était une femme de campagne âgée de soixante-trois ans. Elle était entrée à l'hôpital Saint-Louis pour une luxation sous-coracoïdienne datant déjà de trois mois, et jusqu'alors méconnue ou traitée sans succès. Pour la réduction la malade fut soumise au chloroforme jusqu'à résolution. A la seconde tentative, quatre aides faisaient l'extension progressivement et sans déployer toute leur force. Tout d'un coup, pendant que l'extension continuait, sans aucune sensation capable de donner l'éveil, le membre se rompit au pli du coude et l'avant-bras tomba à terre aux pieds des aides. Un flot de sang couvrit les assistants. L'arrachement avait été brusque et instantané dans toute l'épaisseur du membre, et pourtant les aides avaient gardé leur équilibre. Cet accident fut expliqué par les altérations du membre entier, altérations qui occupaient tous les tissus du bras et que M. Guérin a attribuées à la compression de plexus brachial par la tête de l'humérus. Les muscles avaient une couleur brune, simulant une infiltration sanguine. Tous étaient ramollis et les fibres examinées par M. Ordonez étaient en grande partie devenues graisseuses. Les nerfs plus colorés, offraient çà et là sur leur trajet des nodosités. La plus grande partie de la gaîne des tubes nerveux était vide et chiffonnée. Elle imitait l'aspect du tissu fibrillaire. Le corps des os longs paraissait peu altéré, mais les extrémités étaient le siége d'une désorganisation profonde. La lame compacte était très-amincie ; le tissu spongieux raréfié, ramolli et friable. Il est évident qu'une telle désorganisation devait causer la rupture du membre sous l'influence de tractions même peu énergiques.

Tétanos. — Le tétanos a été observé deux fois. Une fois après des tentatives de réduction pour une luxation du pouce. Une seconde fois après les tractions que Malgaigne opéra sur un humérus luxé depuis quelques mois, et dont il a déjà été question.

En somme, la région la plus exposée est celle de l'épaule. L'explication en est facile. L'extrémité luxée, beaucoup plus rapprochée du paquet vasculo-nerveux, y détermine facilement les altérations que j'ai indiquées, et le rend plus friable. Le sous-scapulaire vient-il à être soulevé ? Le contact est presque direct et la capsule nouvelle fixe à sa paroi interne, les vaisseaux et les nerfs. Les luxations intra-coracoïdiennes dans lesquelles la tête s'échappe entre le sous-scapulaire et le grand rond, doivent certainement pour cette raison être plus redoutées que les sous-coracoïdiennes.

A l'épaule, les procédés à bascule et les tractions exagérées ont sur les organes voisins une action beaucoup plus immédiate que dans toute autre région. L'ambe, la porte, le talon, le genou, la serviette nouée au cou du chirurgien, froissent les tissus et déterminent, lorsqu'on y insiste, de profondes contusions. Ce sont des moyens dangereux, à cause de leur application directe. Que l'on essaye par exemple, sans se déchausser, de placer le talon dans le creux de l'aisselle d'un cadavre et de tirer fortement sur le bras en cherchant à repousser au dehors la tête de l'humérus et puis que l'on examine l'artère qui s'est trouvée pressée entre l'humérus et le talon ! Si l'on a agi avec une certaine vigueur, on sera certainement arrivé à rompre la tunique interne et la tunique moyenne de l'axillaire. Or, que sera-ce, si à cette place se trouvent déjà des ossifications, des stalactites tranchantes ou des rebords simplement aigus sur lesquels on repoussera les vaisseaux et les nerfs ! Hippocrate, qui avait très-bien compris les dangers de ce procédé, enfonçait une pelote dans l'aisselle et dirigeait le pied vers le thorax, où il prenait un point d'appui, et non vers l'humérus. Cette pratique pourrait bien elle-même ne pas être sans dangers, et c'est à elle très-probablement que nous devons rapporter les fractures de côtes observées par Erichsen dans la réduction des luxations anciennes de l'épaule, quoiqu'il se contente de les citer sans les expliquer. Les autres procédés sont nuisibles, pour la même raison, et surtout parce qu'ils agissent sur des parties déjà altérées. Au coude, rien de semblable. Si l'on cherche à repousser l'humérus en arrière pendant qu'on attire vers soi l'avant-bras, quelle que soit la force employée, la pression porte à la face antérieure du bras, et non à la face interne, où se trouvent l'humérale et le nerf médian. A la cuisse, cherche-t-on à tirer transversalement à l'aide d'un drap plié, sur l'extrémité supérieure du fémur pour l'attirer soit en arrière, soit en avant, suivant la luxation, les vaisseaux et les nerfs ne sont pas directement comprimés; ils échappent à la contusion. Les plus anciennes luxations de l'épaule qui aient été réduites sans accidents, ne sont-elles pas les luxations sous-épineuses ? Je puis même ajouter qu'elles ont été réduites sans inconvénients sérieux. C'est que la pression directe agit en arrière et non plus en dedans, et que les vaisseaux ou les nerfs éloignés du foyer de la luxation ont pu rester intacts.

Les tractions offrent les mêmes dangers. Lorsqu'on tire sur l'avant-bras pour réduire une luxation du coude, ou sur la cuisse pour réduire une luxation de la hanche, il importe que l'humérus et le bassin soient immobilisés. S'ils ne le sont pas suffisamment, la réduction devient beaucoup plus difficile, mais la force de la traction sur les parties molles voisines ne dépasse pas les limites de la résistance opposée par la capsule nouvelle et les muscles rétractés, sinon l'humérus ou le corps tout entier sont entraînés. Lorsqu'on tire au contraire sur l'humérus pour réduire une luxation de l'épaule, le corps étant bien maintenu, si l'on n'a pas soin de fixer l'omoplate, elle se détache du tronc dans une certaine étendue, le bras s'allonge fortement et les vaisseaux fixés au thorax qui reste immobile cèdent et se déchirent parce qu'ils n'ont plus leur élasticité normale.

Les déchirures de l'axillaire observées fréquemment chez les vieillards, soit au moment où ils se luxent l'épaule, soit au moment où l'on cherche à remettre les os en place, montrent combien il faut se défier des artères altérées par les adhérences, et les exemples que j'ai cités s'ajoutant à ceux-ci, il devient clair qu'en pareil cas on a moins à craindre l'ancienneté de la luxation que les lésions du voisinage. — Il n'est pas besoin, en effet, que les tractions soient portées à un degré excessif pour entraîner les vaisseaux et les nerfs. Leur adhérence à la capsule nouvelle, en certains cas, facilite leur distension, alors même qu'on a eu soin de fixer l'omoplate, mais il est très-prudent de ne pas négliger cette précaution.

Faut-il ajouter que si les accidents funestes causés par le chloroforme ont surtout été observés pendant les tentatives de réduction, pour les luxations de l'épaule, on pourrait peut-être en accuser le procédé opératoire? Pendant qu'on anesthésie le malade, on a grand soin de le mettre à l'aise, et de le débarrasser du moindre lien qui pourrait gêner le libre exercice des mouvements respiratoires. A peine est-il tombé en résolution, que l'on se hâte de commencer l'opération, on tire en tous sens, et l'alèze à contre-extension vient étouffer le patient en comprimant le thorax, pour peu que cela dure. On l'avait débarrassé de sa ceinture et de sa cravate, on lui étreint le corps dans une alèze.

Si maintenant on jette un coup d'œil général sur l'ensemble de ces accidents, on remarque qu'ils sont fréquents à une période où l'expérience démontre que l'on peut encore tenter la réduction avec un plein succès, c'est-à-dire dans le premier et dans le second mois. On sait les prévoir, et même les prévenir, mais il est certains cas dans lesquels on doit s'abstenir même en deçà des limites imposées par les chirurgiens modérés, et d'abord, il ne faut pas oublier qu'il est de règle de se garder de toute tentative, pendant qu'il existe des phénomènes inflammatoires, que ces phénomènes soient primitifs, ou qu'ils soient consécutifs à des manœuvres déjà exercées dans le but de remettre les os en place. On s'exposerait à réveiller le danger et à produire ces suppurations graves que l'on connaît. Il serait imprudent également de chercher à réduire des luxations dans lesquelles les os seraient tellement fixés dans leurs rapports nouveaux, qu'il serait impossible de les séparer sans produire de vastes déchirures et des contusions profondes. Mieux vaut attendre, et pendant quelque temps préparer les tissus aux efforts qu'ils vont subir, par des mouvements communiqués et par des moyens propres à les assouplir. Puis, lorsqu'on tente la réduction, il faut savoir sacrifier sa réputation de brillant opérateur aux intérêts du malade. Les effets violents et trop souvent répétés, tels que les exerçait Gibson, doivent être complétement réprimés. Il est une force qu'il ne faut pas dépasser, mais cette force ne peut être la même pour tous les sujets. C'est au chirurgien à juger par l'état des parties, quelles sont les limites à respecter. On ne réduira pas une luxation de l'humérus, par exemple, sans s'assurer que la circulation se fait bien, que les artères ne sont pas athéromateuses et que le membre luxé n'est atteint ni de névralgie d'une certaine intensité, ni de paralysie. Si les vaisseaux ou les nerfs ne sont pas sains, et que l'ancienneté de la luxation puisse faire supposer qu'elle exigera de grands efforts de la part du chirurgien, je crois qu'il vaut mieux s'abstenir. En un mot, si l'état des parties est favorable à la réduction, ou ne la contre-indique pas, on peut la tenter dans les limites que j'ai fait connaître, en s'entourant de toutes les précautions inspirées par la connaissance parfaite du danger à éviter. Sinon, le malade retirera plus de profit de l'expectation. Mais il m'est impossible de conclure définitivement sans avoir exposé ce qu'il faut attendre d'un membre luxé.

Un membre luxé PEUT-IL ÊTRE UTILE? — *Quels sont les services qu'on en doit attendre?*

A. MEMBRE SUPÉRIEUR

1° *Luxation de l'épaule.* —Il est toujours fâcheux qu'une luxation de l'épaule n'ait pas été réduite, mais on ne peut nier que certains malades impriment au bras luxé des mouvements très-étendus. On peut en juger par l'observation suivante que j'ai recueillie à l'hospice de Bicêtre :

X..., vingt-quatre ans, épileptique, a été frappé de la foudre et renversé à terre, sur l'épaule gauche, il y a sept ans ; à partir de ce jour, les mouvements du bras contus devinrent douloureux et impossibles, puis gênés et difficiles. Le malade était employé à un bureau, il continua ses écritures sans s'occuper beaucoup de son mal. Quatre ans après, il entrait à Bicêtre et le chirurgien qui était alors chargé du service de l'infirmerie diagnostiqua une luxation de l'épaule. Il tenta même, à deux reprises, de la réduire, mais sans insister. Le malade était debout et deux aides tiraient sur le bras, pendant que l'opérateur cherchait à faire la coaptation. La luxation persista.

Aujourd'hui, on constate tous les signes d'une luxation sous-coracoïdienne. Aplatissement du moignon de l'épaule, saillie de l'acromion, effacement de la moitié externe du creux sous-claviculaire, élargissement de la paroi antérieure de l'aisselle, rotation du bras en dedans, déviation de son axe qui se dirige de dehors en dedans et de bas en haut. La tête humérale est située immédiatement au-dessous de l'apophyse coracoïde. Une ligne perpendiculaire à cette apophyse la sépare à peu près en deux parties égales. Le grand trochanter a obéi au mouvement de rotation et s'est porté un peu plus en avant. On sent très-bien la tête dans le creux axillaire. Le deltoïde se laisse déprimer au-dessous de l'acromion, mais surtout en arrière. Le bras et l'épaule paraissent peu atrophiés. La mensuration donne pour les deux membres une différence à peine sensible.

Si maintenant on examine l'état des mouvements, en laissant le malade complétement libre, on remarque qu'ils ne sont empêchés dans aucun sens. Les mouvements en avant et en arrière sont aussi étendus que possible, et le mouvement d'adduction s'opère très-bien. Le malade peut porter le bras luxé en avant de la poitrine tout aussi bien que le bras sain. Il le dirige aisément en arrière et n'éprouve aucune difficulté à attacher sa bretelle et même à se gratter le dos. Il porte la main au front, sur la tête, et même jusqu'à l'occiput, mais pour exécuter ces derniers mouvements, il relève tout le thorax et le moignon de l'épaule du côté malade en incurvant la colonne vertébrale sur la droite, et de plus il abaisse un peu la tête. Il éprouve donc dans l'abduction une difficulté manifeste et ne peut dépasser l'angle droit. S'il veut dépasser cette limite, il porte d'abord le bras en avant, puis en haut, et ce n'est que par ces deux mouvements combinés qu'il peut arriver, en baissant la tête, à porter la main à la nuque. Il devient alors évident qu'une grande partie des mouvements se passe dans l'articulation sterno-claviculaire et que l'omoplate se meut avec l'humérus.

Fixant alors l'omoplate et la clavicule de manière à immobiliser ces deux os aussi complétement que possible, je fais exécuter de nouveau les mouvements indiqués. Ils sont encore faciles en avant, en arrière et en dedans, mais moins étendus. L'élévation est devenue très-bornée et presque impossible, ce qui prouve que l'abduction était surtout due aux mouvements de l'omoplate. Quant aux mouvements de rotation, ils s'exécutent assez complétement de dehors en dedans, mais ils sont arrêtés en dehors, probablement par le contact du grand trochanter avec la cavité glénoïde. Pendant ce mouvement on perçoit une crépitation fine et sèche, comme dans l'arthrite sèche. En somme, le malade se déclare très-peu gêné et il n'éprouve pas un grand regret de ne s'être soumis immédiatement à aucun traitement. Tout ce qu'il a fait, a consisté à exercer son membre et à s'en servir le plus possible.

Malgaigne a observé un fait semblable. Il a vu un vieillard de soixante-dix ans atteint d'une luxation intra-coracoïdienne, qui, à force d'exercer son membre, avait réconquis au bout de quatre ans une étendue de mouvements considérable. Il était arrivé à pouvoir bêcher, scier du bois, avancer la main jusque près de l'épaule du côté opposé et même, avec un peu d'aide, saisir cette épaule.

Cooper cite le capitaine S... qui portait depuis quatre ans une luxation de l'humérus dans l'aisselle et qui lui fit voir combien étaient étendus les mouvements qu'il avait pu faire reparaître avec le temps.

Un soldat russe, observé par Niell, était atteint d'une luxation intra-coracoïdienne datant de six ans. Il s'agissait du bras droit, et il exécutait toutes les manœuvres militaires. On ajoute, il est vrai, qu'il était privé des mouvements du bras en avant et en arrière. Or, je déclare que cela était impossible à moins d'une lésion de la clavicule ou de l'omoplate.

Il faut en effet distinguer, dans les mouvements du bras, les mouvements propres à l'épaule, qui se passent dans l'articulation sterno-claviculaire, et les mouvements propres au bras lui même, qui se passent dans l'articulation scapulohumérale. De ces deux mouvements combinés et s'exécutant à l'état normal avec un ensemble parfait, il résulte pour les fonctions auxquelles est destiné le membre supérieur une remarquable précision. Ils se complètent mutuellement, et il est évident que le bras ne peut manœuvrer convenablement si l'articulation sterno-claviculaire reste immobile; Il suffit, pour s'en assurer, de fixer fortement l'omoplate et la clavicule sur une personne quelconque, et alors, si on parvient à immobiliser le moignon de l'épaule, on remarque que l'abduction ne dépasse pas l'angle droit, que les mouvements en avant et en arrière sont arrêtés lorsqu'ils ont parcouru un peu plus de la moitié de leur course, que la circumduction est beaucoup moins étendue, et que les mouvements de rotation seuls sont conservés. L'articulation sterno-claviculaire, qui par sa disposition se trouve apte à tous les mouvements possibles moins la rotation, est donc destinée, en grande partie, à venir en aide à l'articulation scapulo humérale quand le bras s'éloigne du tronc au delà d'une certaine mesure. Or, supposons cette dernière articulation ankylosée; le moignon de l'épaule n'en restera pas moins tout aussi mobile, et le malade jouira encore des mouvements qui auparavant s'ajoutaient simplement à ceux du bras par l'intermédiaire de la clavicule. Il pourra sans difficultés, comme le disait Hippocrate, faire mouvoir une tarière, une scie, manier la hache et la bêche, à la condition de ne pas trop lever le coude. Voici du reste une observation qui montre ce dont il sera capable. Je l'ai recueillie dans le service de mon maître, M. L. Le Fort, à l'hôpital Cochin :

X... est atteint depuis neuf ans d'une luxation sous-coracoïdienne du bras gauche, dont les symptômes sont très-nettement accusés. L'accident lui est arrivé il y a neuf ans, par une chute qu'il fit en descendant les dernières marches d'un omnibus en course. Il fut immédiatement transporté à l'hôpital Saint-Louis, où M. Richet, dit-il, diagnostiqua une fracture de l'extrémité supérieure de l'humérus, compliquée d'une luxation de la tête en dedans. Le gonflement était considérable ; M. Richet combattit d'abord les phénomènes inflammatoires et attendit au huitième jour pour remédier à la luxation ; mais ce fut en vain que plusieurs fois il porta fortement la main dans le creux de l'aisselle pour repousser le fragement luxé. Ses tentatives n'eurent aucun résultat. Il insista peu, du reste; le malade ne fut pas soumis au chloroforme ; la fracture fut traitée comme à l'ordinaire, et trente-neuf jours après, le malade partit pour Vincennes où il resta un mois. Il ne revint pas voir son chirurgien et aucune tentative nouvelle de réduction ne fut essayée. Le malade cependant ressentit encore pendant cinq ou six mois, au siége de la fracture, une douleur assez vive, et ce n'est qu'à ce moment qu'il put se remettre au travail. Il se fit cantonnier, et ne s'occupa plus de sa luxation. Pendant huit ans, cet homme a pu se livrer sans trop de peine à tous les travaux qu'exige sa nouvelle profession. Il peut piocher, traîner la brouette, charger les voitures et même balayer les rues; ce dernier exercice est celui qui lui coûte le plus, parce qu'il est forcé d'écarter dans une assez grande étendue le bras du tronc. Lorsqu'on analyse les mouvements dont il est capable, on s'aperçoit rapidement que le bras est comme ankylosé. Les mouvements communiqués à l'humérus sont immédiatement transmis à l'omoplate ; à peine peut-on faire mouvoir dans des limites très-restreintes ces deux os l'un sur l'autre. Et cependant les mouvements en avant et en arrière s'exécutent assez bien. Il existe même un certain degré d'abduction qui suffit au malade, car il se rapproche de l'angle droit. Il porte la main au front en inclinant légèrement la tête, mais il lui serait impossible de boire avec la main gauche, parce que le bras se porte en avant, mais non en haut, d'une manière suffisante. Ce malade est aujourd'hui à l'hôpital pour un abcès froid qui a paru il y a déjà quelque temps à la partie antérieure de l'aisselle, et s'est ouvert en laissant une fistule. De plus il a été atteint, ces jours derniers, d'un phlegmon de la région sus-épineuse, et quoiqu'on ne puisse arriver sur la tête de l'humérus, il est certain qu'il existe une maladie des os. Le bras est très-atrophié, mais l'avant-bras a conservé son volume normal.

Une ankylose complète de l'articulation scapulo-humérale ne suffit donc pas pour immobiliser le membre supérieur, et il faut reconnaître que si le malade dont je viens d'analyser la situation avait recouvré tant soit peu de mouvements à l'aide d'une articulation nouvelle, il n'aurait eu à regretter autre chose qu'une difformité de l'épaule qui lui importe certainement très-peu.

Il existe un grand nombre d'observations qui démontrent combien il est possible d'utiliser un membre luxé en donnant quelques mouvements même bornés à la néarthrose, et les bourses séreuses sous-coracoïdiennes, les synoviales articulaires signalées dans les autopsies démontrent clairement que ces mouvements reparaissent; aussi serait-il à désirer que les observateurs s'expliquent lorsqu'ils disent que les mouvements sont gênés, bornés ou impossibles. S'agit-il des mouvements du bras dans son ensemble ou des mouvements qui se passent dans l'articulation scapulo-humérale?

Velpeau a fait l'histoire d'un malade atteint d'une luxation de l'épaule qui datait de 21 ans et il l'a présentée à l'appui du conseil qu'il donnait de ne pas réduire les luxations anciennes. Le malade s'était confié à un rebouteur qui lui dit l'avoir guéri, mais les mouvements ne revinrent pas. Un chirurgien constata plus tard la persistance de la luxation et l'engagea à garder son membre dans l'état où il se trouvait en lui imprimant le plus de mouvements qu'il lui serait possible. Le malade avait suivi cet avis et le bras avait peu à peu repris quelques mouvements. Les mouvements d'élévation restèrent cependant très-incomplets et la rotation était presque abolie. Les mouvements appartenaient presque tous à l'omoplate.

Je pourrais encore citer des observations analogues, toutes démontrant que le malade, en exerçant la mobilité de son omoplate, fait un très-bon usage de son membre, malgré le peu de mobilité de l'articulation nouvelle, mais celles-ci suffisent.

Le 24 décembre dernier, j'ai observé à la consultation de l'hôpital Cochin un jeune malade qui par l'exercice avait acquis une certaine mobilité du bras sur l'omoplate, et pouvait exécuter des mouvements très-étendus.

C'était un garçon de douze ans. La luxation datait environ de quatre mois. Le malade, qui habitait alors l'Auvergne, avait été conduit quelques jours après l'accident à un rebouteur qui ne sut pas remettre les os en place, et dans la suite il ne fut soumis à aucune tentative de réduction. Aujourd'hui on constate tous les signes d'une luxation sous-glénoïdienne. Le bras est dans une très-forte abduction ; le coude s'éloigne du tronc à une distance de 19 cent. et l'axe du bras, prolongé, va rejoindre le tiers interne de la clavicule. Le creux axillaire est à peu près effacé et l'on trouve la tête humérale presque à fleur de peau. On constate du reste la saillie de l'acromion, l'aplatissement de l'épaule en dehors et en arrière, une légère rotation du bras en dedans, et le deltoïde se laisse facilement déprimer au niveau de la cavité glénoïde abandonnée. Le bras luxé est un peu moins volumineux que l'autre et plus long d'un demi-centimètre environ. L'omoplate a subi un mouvement de sonnette tel que le moignon de l'épaule est abaissé et que l'épine de l'omoplate se trouve inclinée de haut en bas, et d'arrière en avant.

L'angle inférieur du scapulum se détache des côtes ; on peut facilement le saisir en passant l'extrémité des doigts en arrière.

Le malade exécute tous les mouvements du bras sans trop de difficulté. Il le porte en avant et en arrière sans la moindre gêne et avec rapidité. Il peut placer l'extrémité des doigts sur l'épaule du côté opposé, se gratter la tête, attacher sa bretelle et rapprocher le coude du tronc à une distance de neuf centimètres, mais à ce moment le moignon de l'épaule est fortement abaissé et la colonne vertébrale s'incline du côté malade. L'abduction dépasse de beaucoup l'angle droit. Dans ces divers mouvements, l'omoplate entre en jeu pour une grande part. Elle est excessivement mobile et il est facile de voir que l'articulation sterno-claviculaire remplit en grande partie les fonctions de l'articulation scapulo-humérale.

L'omoplate et la clavicule étant parfaitement immobilisés, le malade exécute encore les mouvements en avant et en arrière, mais difficilement, et la main ne peut atteindre à la moitié de la distance à laquelle elle pouvait être portée lorsque le moignon de l'épaule avait sa liberté. L'abduction ne va plus aussi loin ; elle ne peut dépasser l'horizontale. La rotation en dedans se fait encore, car le malade peut porter la main derrière le dos.

Le malade raconte que son bras fut gonflé pendant une semaine et qu'il souffrit encore quelques jours, après quoi il se remit au travail, se servant des deux bras indistinctement. C'est le bras droit qui est luxé. Il a battu à la grange pendant quinze jours, tenant le fléau, tantôt de la main droite, tantôt de la main gauche, et il n'en a pas paru incommodé. En ce moment il sert chez un marchand de vin et lave la vaisselle. Il n'aurait pas appelé l'attention sur l'état de son bras, si sa mère ne s'en était aperçue à son arrivée à Paris.

De ceci on peut conclure : 1° que le bras même avec une ankylose complète de l'articulation scapulo-humérale à la suite d'une luxation non réduite, conserve assez de mobilité pour permettre des travaux fatigants ; 2° qu'il suffit d'exercer le bras luxé pour le rendre presque aussi utile que s'il était dans son état normal. De là une nouvelle question.

Comment exercer le membre luxé? — Cette question paraît oiseuse au premier abord, mais beaucoup de chirurgiens abandonnent complétement leurs malades, lorsqu'ils n'ont pu parvenir à réduire la luxation, et ceux-là mêmes qui s'en occupent, se contentent de leur conseiller l'exercice et ne les revoient pas. Or, en supposant que le malade tienne compte du conseil et qu'il imprime au bras les mouvements les plus étendus, il agit toujours sur l'articulation sterno-claviculaire et non sur l'extrémité luxée. La mobilité devient plus grande, mais il n'est guère probable que le bras devienne en réalité moins fixe.

Il faut absolument appliquer au traitement des néarthroses les règles que Bonnet a posées pour les ankyloses, c'est-à-dire immobiliser l'articulation immédiatement située au-dessus, et à l'épaule en particulier, n'agir sur le bras qu'après avoir préalablement fixé d'une manière inébranlable l'omoplate et la clavicule. Alors seulement, on fera quelque chose de rationnel et de réellement utile. Et ce n'est pas à une première séance qu'il faut demander le succès. Les surfaces de nouvelle formation ne se modifiant que lentement et progressivement, on doit tout attendre du temps et de la patience. Les luxations du coude, dans lesquelles le malade peut plus facilement imprimer des mouvements réels à l'os luxé, vont nous prouver que l'exercice peut rendre au membre toutes ses fonctions, et Malgaigne aurait dû faire une exception en leur faveur lorsqu'il a dit que si l'on excepte les très-jeunes sujets et les luxations de peu d'importance, le résultat ne compensera ni les souffrances, ni le temps perdu.

Les luxations que l'on n'a pu réduire, ne doivent donc pas être abandonnées à elles-mêmes, et je crois qu'en présence d'une luxation qui fait craindre quelque danger, il est plus avantageux pour le malade de chercher à rétablir les mouvements par des procédés réguliers.

2° *Coude.* — Le pronostic porté sur les luxations non réduites des articulations ginglymoïdales est en général peu favorable. Hippocrate s'était contenté de dire que les mouvements étaient moins libres qu'à l'ordinaire ; mais depuis, les opinions se sont modifiées, probablement parce qu'on a cru mieux voir. Ainsi Boyer écrit que dans ces luxations, il faudrait une si grande déformation des surfaces dans leur nouveau contact, un si grand allongement des muscles pour rétablir les mouvements, que presque toujours, en pareil cas, le membre luxé reste à peu près immobile. Plus loin, il ajoute que la luxation du coude en arrière est très-fâcheuse lorsqu'elle n'a pas été réduite, et que la nature ne peut presque rien pour les mouvements et pour l'utilité du membre. Chez les sujets très-jeunes, dit-il, la pression que les os de l'avant-bras exercent sur la surface articulaire de l'humérus est parvenue quelquefois à changer la disposition de cette dernière, et l'art a pu ajouter à l'effet de ces changements avantageux en allongeant les muscles tendus à force de mouvements imprimés à l'avant-bras, mais presque toujours l'avant-bras est fixé dans la demi-flexion et les mouvements de pronation et de supination sont presque entièrement abolis. Tout ceci est purement théorique, et pour ce qui est de la pronation et de la supination, je puis affirmer qu'il est de règle que ces deux mouvements n'éprouvent aucune altération et même je crois que cette règle souffre peu d'exceptions. J'ai pu réunir quarante-deux luxations de l'avant-bras de un mois à vingt ans. Deux fois seulement l'avant-bras ne pouvait exécuter la pronation et la supination, et encore, dans un de ces cas, y avait-il eu fracture de l'avant-bras et cal unissant. Malgaigne a vu une seule fois la pronation gênée et la supination diminuée, et ces mouvements, suivant lui, persistent. Son pronostic n'en reste cependant pas plus favorable. « Quand le sujet, dit-il, a pris soin d'exercer le membre, il conserve d'abord la pronation et la supination complètes. Il peut arriver à un certain degré de flexion qu'il ne faut pourtant pas exagérer. On fait dire à Velpeau que le plus souvent la flexion et l'extension dépassent l'angle droit, en sorte que les sujets ne regrettent pas beaucoup de n'avoir pas leur luxation réduite. L'exagération ne saurait aller plus loin. C'est à grand'peine que la flexion approche de l'angle droit. Les blessés ne peuvent ni se raser, ni se peigner, ni même se servir commodément de la main pour manger, et tout ce qu'ils gagnent aboutit seulement à un moindre degré d'impotence. Ils restent essentiellement estropiés. » Il était intéressant de savoir lequel de ces deux grands chirurgiens, de Malgaigne ou de Velpeau (car Velpeau a réellement professé l'opinion attachée à son nom), se rapprochait le plus de la vérité. Dans ce but, j'ai interrogé les observations, et je suis arrivé à cette conclusion que l'exercice peut imprimer à la nouvelle articulation des mouvements presque aussi étendus que les mouvements normaux et qui suffisent aux besoins du malade. Je dois dire cependant que si on livre les malades complétement à eux-mêmes, on les expose à rester infirmes. Sur quarante-deux luxations de l'avant-bras, vingt-cinq fois les mouvements étaient gênés ou même très-limités ; mais on ne peut tirer de là un argument contre l'opinion que je viens d'avancer, car

plus de la moitié de ces dernières luxations datant à peine de deux et trois mois, les mouvements n'avaient pu reparaître encore, et je reconnais qu'il faut venir en aide aux efforts du blessé. Les membres qu'on laisse inactifs sont encore immobiles même après des années, et plus on attend, plus il est difficile d'utiliser la néarthrose. Tout dépend du malade et du chirurgien. Voici un fait bien concluant que M. Ar. de Labastida a consigné dans sa thèse inaugurale : « Bien longtemps, dit-il, avant de nous engager dans la carrière médicale, nous avons observé un fait qui était de nature à nous impressionner profondément. Il s'agissait d'un enfant qui fit une chute et se luxa le coude. Une grande inflammation s'ensuivit. Le chirurgien déclara ne pouvoir rien faire pour le moment à cause du gonflement et ordonna l'irrigation continue. L'inflammation disparut. Il était impossible de trouver un chirurgien, on ne voulait pas de rebouteur.....
.....Voici le traitement qu'institua la mère, traitement couronné du succès le plus complet que j'aie jamais vu. Elle soumit le coude ankylosé au massage, deux ou plusieurs fois par jour. Au commencement, l'enfant criait et résistait ; mais à force de cadeaux et avec cette persistance de mère qui communique la patience aux enfants, elle revenait incessamment à ses manœuvres ; elle oignait l'ankylose de graisses de toute sorte, et surtout malaxait chaque fois, imprimait de légers mouvements, autant dans l'espoir de hâter la guérison que pour mesurer le progrès quelle croyait déjà avoir obtenu ; et un beau jour, en effet, le jeu de l'articulation était devenu sensible ; le succès était assuré. *Aujourd'hui, nous défierions les plus habiles chirurgiens de distinguer celui des deux bras qui fut soumis au traitement.* »

Un malade de Velpeau était arrivé d'un côté à étendre presque complétement le bras, de l'autre à le fléchir assez pour toucher le nez avec la main en inclinant un peu la tête, et Malgaigne, qui rapporte ce fait, dit en avoir rencontré un semblable.

Hermelin a publié l'observation d'une femme de 30 à 40 ans atteinte d'une luxation très-ancienne du coude. Cette femme exécutait les mouvements d'extension, de flexion, de pronation et de supination presque aussi étendus qu'à l'état normal.

Capelletti fait mention d'une luxation du coude datant de cinq mois, dans laquelle tous les mouvements s'exécutaient librement et sans douleur.

Hamilton a observé deux cas semblables. Dans l'un, la luxation était en dedans, l'extension et la flexion furent parfaitement conservées ; dans l'autre, qui datait de quelques années, le malade avait acquis des mouvements considérables dans son articulation, seulement il ne pouvait nouer sa cravate.

Morel-Lavallée a présenté comme guéri, à la Société de chirurgie, un malade sur lequel il disait avoir réduit une luxation de l'avant-bras qui s'était produite il y avait trois mois. MM. Gosselin, Richet, Legouest, etc., contestent la réduction. L'articulation était cependant dans un état très-satisfaisant au point de vue des mouvements. La flexion était complète.

Dans la *Gazette des Hôpitaux* (1840), M. Thierry a publié deux cas de luxation du coude. Le premier a trait à une luxation en arrière sur un garçon de 18 ans. Elle était au troisième mois ; il ne put la réduire. Pendant deux mois, tous les jours, il fit exécuter des mouvements d'extension et de flexion à l'articulation cubito-humérale, et au bout de ce temps l'avant-bras pouvait se fléchir à angle droit sur le bras. Des frictions avec des corps gras, des fumigations répétées, des mouvements fréquents, une traction permanente dans le sens de la flexion successivement employés, rendirent des mouvements à l'articulation luxée. Le second est un cas de luxation complète en arrière, incomplète en dehors, dont il a déjà été question. La réduction fut accomplie au huitième mois, mais ne put être maintenue qu'à l'aide d'un appareil construit par Charrière; cet appareil permettait d'exercer les mouvements et fut gardé un an. Au bout de ce temps il fut mis de côté et la malade exécutait les mouvements de flexion et d'extension avec facilité. Y avait-il eu réellement réduction? M. Thierry n'avait-il pas plutôt fait reparaître les mouvements en exerçant la nouvelle articulation?

M. Le Fort est arrivé à un résultat analogue à l'aide d'un procédé extrêmement simple, et qui offre cet avantage qu'il se trouve à la portée de tous les chirurgiens. Une luxation du coude en arrière, datant de trois mois, lui avait résisté à plusieurs reprises, et malgré ses tentatives l'avant-bras restait soudé au bras, en ligne droite. Forcé de renoncer à la réduction, il songea à ramener le membre dans la flexion, afin que le malade fût moins incommodé. Dans ce but, un appareil dextriné fut appliqué depuis la main jusqu'au moignon de l'épaule, et l'on eut soin de laisser le coude complétement libre. Une corde fut fixée au-dessus de l'appareil dextriné, d'une part au bras, d'autre part à l'avant-bras, et cette corde, située à la partie antérieure du membre, fut elle-même, chaque jour, raccourcie à l'aide d'un levier situé en son milieu et servant à la contourner sur elle-même. On arrivait ainsi, par un mécanisme analogue à celui de la scie de menuisier, à rapprocher graduellement l'avant-bras de la flexion. Au bout de quelque temps, quand l'appareil fut enlevé, le malade arrivait à dépasser l'angle droit. Depuis, il a été perdu de vue (communication orale).

Robert, à l'hôpital Beaujon, a observé un malade âgé de 70 ans, qui depuis très-longtemps portait une luxation du coude en dehors. L'avant-bras jouissait de mouvements assez étendus de flexion et d'extension. Le malade se servait très-bien de ce membre et avait de ce côté une force à peu près égale à celle du côté opposé.

D'autres malades, enfin, arrivaient à l'angle droit et faisaient encore un bon usage de leur membre. J'ai vu entre autres une jeune fille atteinte d'une luxation du coude en arrière et en dehors, qu'un rebouteur traitait depuis deux mois et demi par le massage et les mouvements communiqués. L'extension se faisait complétement et la flexion arrivait à l'angle droit, mais ne le dépassait pas. Il est probable qu'elle l'a dépassé, si le même traitement a été continué.

Ces observations suffisent pour montrer ce qu'on peut obtenir des nouvelles articulations remplaçant les ginglymes. Les mouvements s'y exécutent parfois avec une facilité suffisante, quelle que soit la variété de luxation, car ce qui vient d'être dit des luxations en arrière en dedans et en dehors, s'applique également aux luxations du cubitus seul en arrière. On trouve même dans la *Gazette des Hôpitaux* une observation de luxation du cubitus en arrière et du radius en avant, dans laquelle les mouvements se développèrent dans une étendue qu'on n'aurait pu supposer. Les efforts les plus violents, répétés à diverses reprises, ne purent amener la réduction. M. de Mayer conseilla alors au malade de travailler autant qu'il serait en son pouvoir afin de tenir le bras continuellement en mouvement. Bientôt après, le membre fut apte à exécuter des travaux assez fatigants, car six semaines plus tard il fauchait du regain. Le bras était encore légèrement fléchi entre la pronation et la supination, qui étaient impossibles. La flexion ne dépassait pas l'angle droit, la tête du radius venant cogner contre l'humérus.

J'ai pu recueillir à l'hospice de Bicêtre l'observation suivante sur un épileptique que mon ami M. Roque a eu l'obligeance de me signaler. Ce malade est atteint d'une luxation à chaque coude. La première est une luxation du cubitus seul en arrière.

1° *Bras droit.* — De ce côté, la luxation date de plus d'une année. A une époque qu'il ne peut se rappeler au juste, le malade se battait avec un camarade qui, l'ayant saisi violemment par le poignet, fit subir à son avant-bras un énergique mouvement de torsion. Aussitôt il ressentit une assez vive douleur au coude, qui se tuméfia et resta douloureux pendant près de deux mois. Le bras resta suspendu en écharpe environ deux ou trois mois. A cette époque, on reconnut qu'il était atteint d'une luxation du coude, et on fit des tentatives de réduction ; mais à ce moment il était très-agité et sous l'influence de son épilepsie. La réduction fut incomplète ou ne put être obtenue. Il est impossible d'être renseigné à cet égard.

Aujourd'hui, il est dans l'état suivant : l'avant-bras, dont l'extension ne peut être portée au-delà de 120° environ, semble avoir subi un mouvement de rotation qui fait regarder un peu en dedans sa face antérieure. Le coude est élargi, et vers la face interne, l'humérus paraît plus saillant que d'habitude. L'épitrochlée proémine plus que d'habitude. L'olécrane, très-saillant, a sa face postérieure tournée en dehors et remonte à 1 centimètre au-dessus de la ligne qui se porte de l'épicondyle à l'épitrochlée. Lorsqu'on soumet l'avant-bras à une forte flexion, il soulève fortement la peau en arrière, et alors le tendon du triceps paraît très-tendu. Dans cette position, on sent très-bien les rebords de l'olécrane et de la cavité olécranienne qui s'est portée en arrière de l'extrémité inférieure de l'humérus, et regarde en dedans de telle sorte, qu'à la face interne de l'humérus, on trouve d'abord l'épitrochlée, puis la trochlée, puis en arrière la cavité sigmoïde. La tête du radius a conservé sa position normale. En un mot, l'avant-bras a tourné de dedans en dehors en pivotant autour de la tête du radius qui a obéi au mouvement de rotation sans quitter sa place. Il existe une luxation du cubitus seul en arrière.

L'extension ne peut aller au-delà de 120° environ, et lorsqu'on cherche à forcer, le biceps et le brachial antérieur se tendent d'une manière démesurée. La flexion est complète, aussi complète que possible, car le malade peut porter la main sur l'épaule du même côté. La pronation et la supination n'ont subi aucune atteinte. Le malade se sert parfaitement de son bras et il n'éprouve d'autre gêne que celle qui lui est causée par le défaut d'extension complète. Ce mouvement reparaîtra, car il y a à peine un mois l'extension ne dépassait pas l'angle droit. M. Roque, en imprimant à l'avant-bras des mouvements gradués, est parvenu à la porter au degré indiqué. Ce n'est même que depuis ce moment que la flexion a acquis toute la liberté que l'on peut constater aujourd'hui.

2° *Bras gauche.* — Ce bras présente tous les signes d'une luxation en arrière et un peu en dehors. Le malade ne peut en préciser la date. Les notes prises sur lui indiquent qu'elle ne remonte pas à plus de trois mois. Elle est probablement survenue pendant une attaque d'épilepsie.

L'avant-bras est complétement immobile et pour ainsi dire soudé au bras, dans l'extension. Non-seulement tout mouvement de latéralité est impossible, mais il faut forcer un peu pour obtenir un très-léger mouvement de flexion à peine perceptible. Seuls, les mouvements de pronation et de supination sont conservés. On n'a jamais rien tenté pour remédier à cette luxation, et il est évident qu'elle offrirait aujourd'hui la plus grande résistance. Des mouvements ont été imprimés au bras, et j'ai appris qu'on était parvenu à produire un léger degré de flexion. Il est probable qu'en continuant on obtiendra plus encore.

3° *Luxations du radius*. — Le radius fait partie à l'avant-bras de deux articulations. Il participe aux mouvements d'extension et de flexion, et subit les mouvements de pronation et de supination. On a pu se rendre compte de l'état de ces divers mouvements dans les luxations en avant, en arrière et en dehors.

J'ai examiné trente-deux observations, et j'ai acquis la certitude que les mouvements d'extension et de flexion ne sont pas sensiblement gênés dans les luxations qui n'ont pas été réduites. — Il faut cependant faire une exception pour la luxation du radius en avant. Dans celle-ci la flexion n'est pas toujours complète, elle est ordinairement limitée par le contact de la tête du radius avec la face antérieure de l'humérus, mais elle peut aller assez loin pour permettre au malade de porter la main à la bouche (Hamilton), à l'oreille, et en forçant un peu à l'occiput (Malgaigne). Plusieurs fois on l'a même trouvée complète, et il est très-probable que si le radius luxé subit chez les enfants un arrêt de développement la flexion devient complète, le radius ne butant plus contre l'humérus.

Pronation et supination. — Sur dix-neuf luxations du radius en avant, on trouve quatre fois seulement ces deux mouvements complets. Les luxations ont été vues deux mois, six mois, treize mois et trois ans après ; il s'agissait dans tous ces cas de jeunes enfants. L'un, une petite fille, était âgé de trois ans (Danyau). Les autres étaient âgés de six mois, six ans et onze ans (Malgaigne, Hamilton).

Quatorze fois les mouvements s'exécutaient, mais d'une manière incomplète. Ils n'étaient pas portés à leur dernière limite. Parmi ces faits se trouve un cas qui a été présenté à la Société anatomique par M. U. Trélat et dans lequel on fait remarquer que ces mouvements ne pouvaient être complets. Plusieurs fois la pronation était complète, mais la supination restait limitée. Le contraire se présente plus rarement. Ainsi trois fois seulement la supination était complète tandis que la pronation était incomplète. — Ce résultat ne nous étonne pas, puisque l'attitude du membre, dans cette luxation, est la pronation.

Dans les luxations en arrière, le membre reste ordinairement en pronation et les mouvements ne peuvent être rendus au membre si par l'exercice on ne lui rend la supination. Deux fois seulement sur huit les deux mouvements se faisaient bien. Dans les autres cas la supination était gênée ou impossible, les mouvements de flexion et d'extension s'exécutant toujours très-bien.

Dans les luxations en dehors, moins nombreuses, on peut moins bien juger. Dans un cas, les mouvements de pronation et de supination étaient incomplets. Au bout d'un mois (Chedieu), ils l'étaient aussi chez deux enfants l'un de huit, l'autre de douze ans (Thomassin). Un malade de Nélaton ne pouvait mettre le bras en supination.

Enfin, Cooper a signalé une luxation en arrière et en dehors datant de treize ans, dans laquelle les mouvements du bras avaient conservé beaucoup d'utilité, mais la flexion et l'extension n'étaient pas complètes.

Je n'insisterai pas davantage sur ces luxations. J'ai déjà dit que même à l'état récent il était très-difficile de les guérir à cause de la peine qu'on a à les maintenir réduites, et la question de la réduction tardive ne se présente pas pour elles comme pour les autres. — On voit du reste qu'avec l'exercice le malade peut arriver à retrouver les mouvements.

4° *Luxations du poignet*. — Les faits sont peu nombreux. M. Collin a observé une luxation en arrière, pour laquelle le malade avait été maintenu dans un appareil à fracture pendant six semaines. Il commença à travailler au bout de deux mois, et fit ensuite un tel usage de son poignet qu'il recouvra complétement les mouvements d'extension, de flexion, de pronation de supination. L'adduction et l'abduction seules étaient moins étendues.

MM. Bourguet et Marjolin ont vu chacun une luxation semblable. Celle de M. Bourguet datait de deux mois. Il trouva les mouvements presque complétement abolis. Le malade de Marjolin reprit ses occupations après que la douleur eut été dissipée par l'application de cataplasmes émollients.

M. Padieu, enfin, a présenté à la Société anatomique une luxation du poignet en arrière. Les mouvements furent difficiles quelque temps après l'accident, mais le malade reprit bientôt ses pénibles travaux qui consistaient à faucher, porter des sacs, etc. — Ce ne fut qu'à ce moment qu'on s'aperçut de la déformation.

En somme, les mouvements peuvent reparaître au poignet, comme le démontre l'observation de M. Collin. Le malade de M. Bourguet avait sa luxation depuis trop peu de temps pour que la mobilité eût reparu. Ceux de Marjolin et de Padieu pouvaient se livrer à leurs travaux, mais on ne peut savoir au juste, d'après leur observation, quels étaient les mouvements propres au poignet.

Restent les mouvements des articulations métacarpo-phalangiennes. Ces mouvements reparaissent dans certaines limites, mais ne reparaîtraient-ils pas que le malade n'en subirait qu'un mince inconvénient comparativement à la perte des mouvements des autres articulations.

Les luxations de la clavicule gênent également très-peu

les mouvements, et de l'avis de tous elles constituent plutôt une difformité qu'un inconvénient réel.

B — *Membre inférieur.* — 1° *Luxations de la hanche.* — Les luxations de la hanche non réduites sont certainement de toutes les plus graves, à cause de la gêne qu'elles apportent à la marche et du retentissement que peut avoir une claudication plus ou moins prononcée sur tout l'individu. Je vais passer en revue leurs différentes variétés :

A — *Luxations iliaques.* — J'ai réuni dix observations de luxations iliaques non réduites datant au moins de deux mois, et à ce nombre j'ai pu en ajouter deux qu'il m'a été donné d'observer à l'hôpital Cochin, l'une dans le service de mon maître, M. L. Le Fort, l'autre dans le service d'accouchements, dirigé par M. de Saint-Germain. Parmi ces observations, il en est cinq qui apprennent peu de chose sur l'état du malade et sur la manière dont s'exécutait la marche. Trois fois les mouvements étaient difficiles. — Dans un cas, treize ans après l'accident le malade éprouvait de la difficulté à marcher et boitait (Fournier). Dans un autre, au bout de neuf semaines, l'os était devenu très-mobile dans sa nouvelle position.

Parmi les autres malades, celui qui marchait le plus mal, a été observé par Cooper. C'était un homme de soixante-deux ans, et il avait sa luxation depuis neuf ans. Le membre était plus court que l'autre de trois pouces et demi, et le sujet était obligé de porter du côté malade un soulier muni d'une semelle épaisse de trois pouces, au moyen de laquelle il diminuait la claudication. Le membre était dans l'adduction et la rotation en dedans, de plus il était légèrement fléchi. Il marchait très-peu, mais il souffrait dans la hanche.

Une femme âgée de soixante-huit ans, observée par Moreau, avait eu la cuisse droite luxée dans sa première enfance. Le membre était raccourci de trois travers de doigts ; mais elle marchait passablement à l'aide d'une canne. Le pied se tournait en dedans et en dehors ; le fémur roulait sans résistance dans sa cavité nouvelle, et la cuisse avait à peu près la même grosseur que l'autre.

Le malade auquel Malgaigne fractura la cuisse marchait déjà d'une manière assez satisfaisante à sept mois et demi. C'était un garçon de dix-sept ans. Vers le quinzième jour, on commença à le faire marcher. Le premier jour, bien qu'appuyé sur des béquilles, il ne pouvait remuer son membre ; on était obligé de le lui lever et de le porter en avant. Le second jour, il parvint à le lever lui-même. Peu à peu les forces lui revinrent, il échangea ses deux béquilles contre deux bâtons, puis ses deux bâtons contre un seul, qu'il portait à la main droite (la luxation était à gauche) ; enfin, dans les derniers temps, il marchait sans bâton, à la vérité, en boitant beaucoup. Il pouvait ramener le pied droit en avant ; bien plus, fléchir la cuisse luxée autant que la cuisse saine. L'exercice avait donc produit chez ce malade d'excellents résultats et il eût certainement mieux valu ne pas tenter la réduction.

Hamilton a observé une luxation de la cuisse sur un garçon de dix ans, pour laquelle on fit pendant plusieurs semaines, mais inutilement, des tentatives de réduction. Plus tard, il pouvait marcher assez facilement et en boitant, mais sans douleur et sans trop de peine.

Un malade dont l'histoire a été publiée par Wallace avait une luxation iliaque depuis deux ans. Le rebord de la cavité cotyloïde avait été fracturé et l'os était excessivement mobile dans sa nouvelle position, mais cet excès de mobilité était nuisible, car le malade était incapable de marcher sans béquilles. Le membre luxé était d'un pouce et demi plus court que celui du côté opposé ; pendant la marche il s'appuyait sur la pointe des orteils. Le talon était porté en haut, mais un léger degré d'extension suffisait pour lui rendre sa longueur naturelle.

Voici les observations que j'ai recueillies :

1° Muller (Adrien), quarante ans, salle Cochin, n° 11. — Il y a dix-huit mois, ce malade, alors porteur à la halle, essayait de soulever de terre un fardeau du poids de cent livres, quand tout à coup il sentit au niveau de la hanche droite comme une forte contusion. Il chancela et dut se retenir aux objets voisins. La marche était devenue impossible. Transporté immédiatement à la Pitié, il fut mis au repos et traité par des cataplasmes. Aucune tentative de réduction ne fut faite ; on s'occupa même peu du malade. Toutefois, à sa sortie, un mois après, on constatait un raccourcissement d'un centimètre.

Deux mois après, ce malade entrait au même hôpital, où on le laissa reposer quelque temps. Il marchait alors avec des béquilles, qu'il abandonna seulement cinq mois après l'accident, pour les remplacer par un bâton. Au huitième mois il mit de côté son bâton, et marcha dès lors sans appui.

Le 22 août dernier on constatait ce qui suit : la hanche du côté droit paraît beaucoup plus large que celle du côté opposé. Le membre a subi une légère rotation en dedans ; il est raccourci de trois centimètres. On peut facilement le placer sur une ligne parallèle à l'axe du corps. Le trochanter forme en arrière et en dehors une saillie qui paraît énorme à cause de l'amaigrissement du sujet. Son bord supérieur a dépassé la ligne qui va de l'épine iliaque antérieure et supérieure à l'ischion, le fémur étant porté dans la flexion à angle droit. La fesse, quoique élargie, est fortement aplatie. L'épine iliaque antérieure et supérieure est abaissée et portée un peu en avant. Les reins sont cambrés du côté de la cuisse luxée. On fait exécuter au membre tous les mouvements normaux; l'abduction seule est limitée. Dans le mouvement d'adduction forcée, le grand trochanter proémine fortement en dehors, et si l'on vient alors à étendre et fléchir alternativement la cuisse, on sent très-distinctement la tête rouler sous les doigts au-dessus du niveau de l'échancrure sciatique. Dans les mouvements de circumduction, elle semble sortir d'une cavité peu profonde et y rentrer alternativement. Y avait-il eu fracture de la cavité cotyloïde?

Pendant la station, les deux pieds rapprochés reposant sur le sol, on remarque un abaissement prononcé de l'épine iliaque antérieure et supérieure, et par conséquent de toute la hanche du côté luxé. Le malade, pour se tenir en équilibre, est obligé de reporter le centre de gravité vers la gauche, en inclinant le corps de ce côté. Aussi, l'espace qui sépare la dernière côte de la crête iliaque du côté droit est-il considérablement augmenté. Il se penche en même temps un peu en arrière, d'où la cambrure lombaire.

Il peut exécuter spontanément tous les mouvements ordinaires, sans que le bassin y prenne part. Toutefois, le mouvement d'abduction n'est pas complet. Il est cependant assez étendu pour porter le membre en dehors de la ligne médiane du corps.

Le malade ne souffre pas, et il peut marcher assez longtemps sans se fatiguer. Il ne porte pas de canne. La claudication est assez prononcée. A la suite de cet accident, ses forces ont diminué et il ne peut plus faire le métier de portefaix.

Deuxième observation. — X..., jeune femme, vient

d'accoucher à la maternité de l'hôpital Cochin, d'une petite fille pesant 3 kilogr. 500. L'accouchement n'a présenté aucune difficulté ; la mère est primipare. Cette femme est atteinte d'une luxation de la hanche en arrière et en haut. Elle en présente tous les symptômes. La malade, aujourd'hui âgée de vingt-sept ans, fait remonter sa difformité à l'époque où elle commençait à peine à marcher. On ne s'était encore aperçu d'aucune anomalie du côté des membres inférieurs, lorsqu'elle tomba de son lit sur le côté droit. Il en résulta une forte contusion de la hanche. Ce fut là du moins le diagnostic. Plus tard, la petite malade fut présentée à Raspail, qui reconnut la luxation, mais ne fit aucune tentative de réduction. A partir du moment où elle était tombée, l'enfant refusa constamment de marcher. Elle ne recommença que lorsque les douleurs eurent disparu, et ce fut alors qu'on s'aperçut qu'elle boîtait. Aujourd'hui, outre les signes ordinaires de cette luxation, on remarque que l'épine iliaque antérieure et supérieure est abaissée du côté malade, d'où il résulte que les deux pieds sont au même niveau et que les deux membres paraissent d'égale longueur ; mais si l'on ramène les épines au même niveau, on trouve un raccourcissement de 0,025. Le membre est dans une légère adduction et a subi une rotation peu marquée. La rotule regarde en dedans, mais le pied fait avec le plan du lit un angle droit.

Les mouvements sont très-étendus et tous indépendants de l'os iliaque. La flexion est complète ainsi que l'extension, et la malade exécute ces mouvements elle-même sans la moindre difficulté. L'adduction se fait aussi très-bien et même mieux que du côté opposé, car on peut la porter plus loin. Pendant cette manœuvre, on fait saillir la tête du grand trochanter. L'abduction seule est limitée. Il est impossible à la malade de porter la cuisse en dehors de l'axe du corps, et si on cherche à produire ce mouvement, le bassin suit immédiatement. La rotation du pied en dedans va plus loin que du côté sain. La rotation en dehors est la même. On remarque, en outre, un amaigrissement peu marqué du côté malade, surtout au niveau de la cuisse. Le bassin ne paraît pas avoir éprouvé de déformation et j'ai pu m'assurer qu'il n'existe pas de rétrécissement appréciable.

La malade n'éprouve aucune gêne de son infirmité. Elle boite parce que la jambe luxée est plus courte que l'autre, mais elle marche assez facilement en abaissant le bassin du côté malade et reportant le tronc sur le côté opposé. Elle peut faire de très-longues courses sans se fatiguer. Elle me fait remarquer qu'il lui est beaucoup plus facile de soulever des poids du côté droit que du côté gauche, c'est-à-dire du côté du membre luxé. Ceci s'explique facilement, parce que dans ce cas, elle porte le centre de gravité sur le membre sain en faisant équilibre au poids soulevé, tandis qu'en faisant un effort à droite, elle le reporte sur le membre luxé.

Ainsi, quand les parties ne sont plus douloureuses et que l'articulation nouvelle a eu le temps de se former, les malades atteints de luxation iliaque, arrivent à marcher sans bâton et même à fournir d'assez longues courses sans se fatiguer. Ils élèvent un peu le talon, abaissent l'épine iliaque du côté luxé et reportent le poids du corps vers le membre sain. C'est ainsi qu'ils remédient au raccourcissement. Or, ce raccourcissement, chez les malades qui marchent le mieux, ne dépasse guère trois ou quatre centimètres, et lorsqu'on examine des os iliaques ayant conservé l'empreinte d'une vieille luxation, on s'aperçoit que le fémur ne peut remonter sur le bassin au delà de cette limite. Il suffirait donc, dans les cas les plus favorables, d'une semelle un peu plus épaisse et d'un talon un peu plus haut, pour rendre la marche assez facile. L'épine iliaque serait alors relevée et le malade, pouvant appuyer le tronc sur le membre luxé, aurait à peine besoin de le fléchir du côté opposé. Pour arriver à ce résultat, il suffit tout simplement d'exercer la nouvelle articulation et de rendre aux mouvements la plus grande liberté possible. C'est ce que je vais essayer de démontrer.

En examinant les diverses observations dans lesquelles la longueur du membre a été notée, on remarque que le raccourcissement varie de 0,01 à 0,16 centimètres. Il ne dépasse pas 0,035 chez les malades qui marchaient avec ou sans bâton. Les autres ne marchaient pas encore ou se servaient de béquilles. J'ai déjà fait remarquer que le fémur ne pouvait remonter sur l'os iliaque au delà de trois ou quatre centimètres, et l'on ne comprendrait guère une luxation dans laquelle la tête fémorale se serait portée à une distance de 0,16 de la cavité cotyloïde. Un tel raccourcissement n'est donc pas réel, et chaque fois que le membre est moins long que l'autre de 0,16 (une fois), de 0,09 (deux fois), de 0,08 (deux fois), de 0,065 (une fois), de 0,055 (une fois) et même de 0,05, on peut ou supposer une erreur dans la mensuration, ou admettre un raccourcissement apparent, et ce dernier suffit, on le sait, pour donner les résultats indiqués. Il est également sensible à la vue et à la mensuration, et au point de vue des résultats, il est réel, puisque c'est lui surtout qui empêche la marche. Or, si l'on en cherche la cause, on la trouve dans la flexion plus ou moins prononcée de la cuisse sur le bassin. L'extension n'était complète chez aucun des malades dont le raccourcissement dépassait 0,05. Il est donc possible de faciliter la marche, en exerçant autant que possible les mouvements d'extension et de flexion qui peuvent atteindre les dernières limites, comme le démontrent plusieurs observations. En un mot, le raccourcissement est en général le résultat du raccourcissement apparent et du raccourcissement réel qui, s'ajoutant l'un à l'autre, exagèrent la claudication. Il suffit de faciliter l'extension pour supprimer le premier et faire que le membre sain ne dépasse pas le membre malade de plus de trois ou quatre centimètres, et l'on peut espérer mieux. Sur les malades dont j'ai parlé, l'un avait 0,025 de raccourcissement, l'autre 0,015; un troisième, enfin, 0,013 (Malgaigne).

Voilà donc un bon résultat à espérer; mais ce n'est pas tout. Il faut encore que le mouvement d'abduction soit assez étendu pour porter la jambe en dehors de l'axe du tronc. Le déplacement nécessaire est peu considérable, mais il est indispensable. Si les mouvements de la nouvelle articulation ne sont pas assez libres pour qu'il ait lieu par la simple abduction de la cuisse, le malade y supplée en portant le bassin du côté opposé, et, par cette manœuvre, il élève le bassin et la jambe luxée qui se trouve ainsi raccourcie, de telle sorte que lorsqu'il retombe sur le pied, il cloche démesurément et son épine iliaque se trouve abaissée pendant la station, les pieds reposant à terre. Telle est aussi, en partie, la raison pour laquelle il reporte le tronc du côté sain pendant la marche, qui devient caractéristique par un balancement continu. Il est donc tout aussi nécessaire d'exercer le mouvement d'abduction. C'est celui contre lequel on rencontre le plus de résistance, mais il n'est pas nécessaire qu'il soit porté très-loin pour servir à la marche, et on peut le corriger d'une manière suffisante.

En résumé, on doit s'occuper des malades atteints de luxations non réduites de la hanche, et chercher à améliorer leur position, parce qu'il est possible d'arriver à les faire marcher assez facilement avec un talon élevé et une semelle un peu plus épaisse. Ils boiteront certainement, mais la claudication sera bien moins prononcée, et ils pourront encore fournir de très-longues courses. Pour obtenir ce résultat, il suffit de donner au membre l'extension complète et une semi-abduction, en exerçant l'articulation nouvelle. La rotation pourra par cela même devenir plus libre et le pied se dirigera en avant, comme chez plusieurs des malades que j'ai cités.

B. *Luxations ischiatiques.* — J'ai rencontré une seule observation dans laquelle il soit question de la marche. Hamilton rapporte que le docteur Colegraves, ayant fait des tentatives inutiles avec des poulies pour réduire une luxation dans l'échancrure sciatique, il fut consulté à la suite de ces tentatives et fut d'avis avec son confrère de ne pas recommencer. Le membre n'en fut pas moins très-utile dans la suite.

Dans les autres cas, le raccoùrcissement était trop considérable pour permettre la marche. Or, si on se fait une idée de la position de la tête dans cette luxation, on remarque immédiatement qu'il ne peut exister de raccourcissement réel. Ce raccourcissement est dû à la flexion qui est encore plus prononcée et plus fixe que dans les luxations iliaques. Robert et Warren ont même dit que la cuisse était allongée, mais ici il faut se tenir en garde contre la projection en avant du bassin, qui porte le genou du côté luxé au-delà de l'autre.

En somme, je crois qu'en faisant subir à ces luxations le même traitement qu'aux luxations iliaques, on arrivera à un résultat tout aussi favorable. Quelquefois, du reste, la luxation ischiatique devient iliaque par l'ascension de la tête fémorale. Le pronostic d'Hippocrate, accepté par les auteurs modernes, ne me paraît juste que pour les malades dont on ne s'occupe pas. Les blessés, dit-il, marchent en pliant fortement le corps sur les cuisses, parce que la jambe est très-raccourcie, et qu'ils sont obligés à chaque pas d'appuyer la main correspondante sur le membre luxé. Ils peuvent cependant marcher sans béquilles, s'ils y sont habitués, mais s'ils prennent une béquille, ils la placent du côté lésé et ne touchent plus le sol avec le pied. Si, au contraire, ils veulent appuyer le pied, il leur faut porter une béquille plus courte, et, pas suite, fléchir le corps sur les cuisses. D'après ceci, il est évident que l'indication est de rétablir l'extension, afin de rendre au membre sa longueur.

C. *Luxations ilio-pubiennes.* — Les observations de luxations ilio-pubiennes non réduites sont rares. Malgaigne en a très-bien exposé les conséquences. Il en a publié deux observations remarquables dans la *Gazette médico-chirurgicale.*

Un premier malade, âgé de soixante-treize ans, vint le consulter à Bicêtre. Il avait, depuis quarante-sept ans, une luxation ilio-pubienne de la cuisse droite. A l'âge de vingt-six ans, il servait au fort de Calais, lorsque, se fendant pour écouvillonner sa pièce, il sentit un craquement pareil à celui qu'on produit par la traction des doigts. Nul autre phénomène, point de douleur; il resta debout et continua à servir sa pièce.

Quelques semaines se passèrent. Il faisait son service comme à l'ordinaire, pliant la cuisse droite comme la gauche, lorsque, peu à peu, il s'aperçut qu'il boitait et qu'il portait une tumeur assez considérable dans l'aine. Dans le courant du deuxième mois après l'accident, il alla consulter son chirurgien major qui, d'après son récit, soupçonna d'abord un bubon, mais qui, à l'examen, reconnut une luxation et lui annonça qu'il resterait estropié toute sa vie. Cependant, ne voulant pas quitter le régiment, cet homme s'ingénia à masquer ce qui était encore pour lui une difformité plutôt qu'une infirmité; c'était la cuisse luxée qui était peu à peu devenue plus courte. Il mit du linge dans son soulier pour s'exhausser le talon. Un peu plus tard, c'est-à-dire, suivant son approximation, un an environ après l'accident, la cuisse devint sensiblement plus maigre que l'autre ; il l'entoura de son mouchoir pour égaliser les apparences, et il parvint ainsi à rester en tout deux ans et demi au régiment, à partir de l'époque de la luxation.

Mais enfin, et peu à peu, la flexion de la cuisse étant devenue plus difficile, il fut obligé de quitter le service, reçut son congé, et revint par journées d'étape de Calais à Lay, département de la Seine, faisant à pied huit ou neuf lieues par jour. Une aussi longue marche l'avait fatigué, et, de plus, la cause même de son congé inquiétant sa famille, on le conduisit sans perdre de temps chez M. Thierry, qui confirma à la fois et la réalité de la luxation et l'impossibilité d'y remédier.

Néanmoins, comme à cette époque tous les inconvénients de la luxation se réduisaient à une certaine gêne dans la flexion de la cuisse, et à l'inclinaison du corps en avant, le malade reprit son premier état de maçon, montant à l'échelle comme les autres, bien qu'avec difficulté, et il continua ainsi jusqu'à l'âge de soixante-trois ans, où enfin, la flexion de la cuisse étant devenue impossible, force lui fut de quitter le travail, et cinq ans après il fut admis à Bicêtre. . . . . .

. . . .

Au moment où le malade vint consulter Malgaigne, la flexion de la cuisse était impossible, et la jambe ne pouvait se plier au-delà de l'angle droit. Il marchait donc, le membre tout étendu, rehaussé par une semelle et un talon de 0,07. Depuis douze ans aussi, il était forcé de s'aider d'un bâton qu'il portait de la main gauche (73 ans). En cet équipage, il pouvait faire une demi-lieue à l'heure. Pour s'asseoir, il tenait le membre tout étendu ou bien la jambe droite fléchie derrière l'autre, mais l'extension irremédiable de la cuisse le fatiguait beaucoup, et l'engourdissement du membre, prompt à le gagner, l'obligeait bien vite à se lever. Cet inconvénient était assez fort pour l'empêcher d'aller en voiture. Du reste, il ne souffrait nullement en temps ordinaire.

Dans la deuxième observation, il s'agit d'un vieillard de 71 ans, dont la luxation datait de 47 ans. Il avait 27 ans et était sapeur-pompier, lorsque poussant une pompe par derrière pour courir à un incendie, sa jambe droite fit un brusque écart qui la porta dans une rotation exagérée en dehors. Il tomba immédiatement, et c'est à cet écart qu'il rapporte sa luxation. On le porta chez son commandant, où deux chirurgiens, Bottentuit et Grandjean, essayèrent vainement la réduction ; en conséquence, le même jour, il fut transféré à l'Hôtel-Dieu ; dans les quinze jours qui suivirent, Pelletan et Girard firent de concert treize tentatives, et à la treizième déclarèrent la luxation réduite. Après cette prétendue réduction, le malade garda le lit une quinzaine de jours encore, puis marcha avec des béquilles une autre quinzaine, après quoi il ne se servit plus que d'un bâton qu'il finit même par abandonner. Le membre droit était resté un peu plus long que l'autre ; mais la claudication était si légère, qu'il put reprendre son service et le continuer encore plus de vingt ans après ; seulement, lorsqu'il passait la revue, il se faisait mettre une petite pierre sous le talon gauche pour égaliser les deux jambes. Il assure qu'il pouvait vaquer à tous les exercices de sa profession, monter à l'échelle, gravir sur les toits ; seulement il ne pouvait marcher plus de deux heures de suite ; la marche déterminait dans l'aine une douleur telle qu'il était enfin obligé de se reposer. Aujourd'hui, pour faire deux kilomètres à peu près, il lui faut plus d'une heure. D'ailleurs il ne sent aucune douleur que celle de l'aine qui revient après une heure.

Comme dans l'observation précédente, la cuisse ne peut

être fléchie et les mouvements du fémur sont très-bornés.

, Gély a publié l'autopsie d'un malade qui boitait notablement, mais n'avait jamais paru souffrir, ni même être véritablement gêné dans la marche. Le membre était plutôt dans l'adduction que dans l'abduction moins volumineux que l'autre, et surtout raccourci.

Oldnow de Nottingham a rapporté le fait d'un jeune homme de 16 ans qui se leva deux ou trois jours après l'accident, et commença à marcher avec un bâton malgré la douleur. Il était arrivé à faire 42 milles par jour.

Un sujet de Travers et un de Cooper, moins heureux, au bout de huit et neuf mois, ne marchaient qu'avec des béquilles.

J'ai voulu rapporter ces exemples, parce qu'ils démontrent mieux que tous les raisonnements que les malades peuvent marcher avec une luxation ilio-pubienne, malgré la gêne des mouvements. Chez l'adulte, avait dit Hippocrate, aussitôt que la douleur est calmée, les sujets peuvent marcher droit et sans bâton, mais ne fléchissant facilement la jambe, ni à l'aine ni au jarret. Ils traînent un peu la jambe et posent à terre le pied tout entier, le talon en même temps que la pointe. Ceci était très-exact.

D. *Luxation ischio-pubienne.*—Parmi les luxations ovalaires, on rencontre un seul fait d'ankylose. Dans les autres, la flexion se faisait plus ou moins bien, mais l'extension était toujours limitée. Dans un cas, cependant, il est dit que le malade apprit peu à peu à se servir si bien de son pied, qu'au bout de huit semaines, il sortit de l'hôpital un bâton à la main. (Littré. Obs. tirée J. Morenheim, et analysée dans Richter, Chirurgische Bibliothek, t. 6.) On avait essayé plusieurs fois de réduire la luxation et l'on avait même réussi ; mais chaque fois elle se reproduisait avec la plus grande rapidité et définitivement elle fut abandonnée. La difficulté de la marche notée dans la plupart des cas, tient ici moins à l'allongement du membre qui est compensé par le raccourcissement causé par la flexion qu'à la rotation de la cuisse en dehors. Quand le malade veut marcher et qu'il fléchit la cuisse pour la porter en avant, elle se dirige immédiatement en dehors à cause de la situation du membre, et si réellement il veut avancer, il est obligé de placer la jambe en avant en faisant exécuter au bassin un arc de cercle. De là vient que les personnes affligées de cette difformité marchent comme les bœufs, c'est-à-dire en fauchant, comme l'avait observé Hippocrate. De plus, la flexion de la cuisse les oblige à infléchir le tronc du même côté pour poser le pied à terre, d'où un creux très-sensible entre le flanc et la hanche du côté lésé. Pour remédier à cette difformité, il faudrait d'abord allonger la cuisse afin d'empêcher le malade de se courber, puis lui imprimer des mouvements de rotation de dehors en dedans pour corriger le mouvement en arc de cercle de la jambe. Or, il n'est pas rare, dit Malgaigne, de trouver des luxations dans lesquelles le pied est sans déviation aucune. Key aurait même vu une fois les orteils en dedans. La rotation du membre est donc susceptible d'être corrigée dans une certaine mesure et peut-être assez pour rendre au membre ses fonctions ; exemple le fait cité par Littré. Je dois convenir cependant que les observations, au nombre de sept, que j'ai recueillies, tendent à confirmer le pronostic d'Hippocrate. Dans la marche, suivant lui, la jambe saine est obligée de se rapprocher de l'autre, et le tronc, à son tour, s'infléchissant du même côté, il en résulte que la fesse saine bombe en dehors tandis que le flanc et la hanche se creusent du côté malade. Le blessé ainsi courbé de côté perd sa taille et s'appuie d'un bâton du côté sain en prenant un autre point d'appui avec la main sur le côté externe de la cuisse luxée. Les enfants ainsi atteints cherchent rarement à redresser le corps, mais se traînent misérablement sur la jambe saine ; et si plus tard ils marchent debout, ils tiennent en l'air le membre luxé, à qui l'atrophie a ôté beaucoup de poids (Malgaigne). Ce tableau est bien fait pour montrer qu'on ne doit pas délaisser de tels malades et qu'on leur rendrait un réel service en améliorant tant soit peu leur situation. Il suffirait, je crois, comme je viens de le dire, de redresser le membre luxé.

E. *Luxation sus-cotyloïdienne.* — M. Duguet a rapporté à la Société anatomique une observation de luxation iliaque ancienne qui m'a paru être une sus-cotyloïdienne. Il s'agit d'une malade de 70 ans. La luxation remontait à une époque très-éloignée et la malade disait n'avoir pas toujours été boiteuse. Son infirmité était la conséquence d'une chute. Elle était de petite taille, et marchait en s'appuyant sur une canne. La jambe gauche était plus courte que la droite et la pointe du pied de ce côté était légèrement tournée en dehors. Elle pouvait d'ailleurs faire exécuter à cette jambe tous les mouvements.

Wornald a disséqué un homme de 40 ans portant une luxation depuis quatorze ans. Il n'avait d'abord marché qu'avec difficulté, mais ensuite il avait si bien recouvré l'usage du membre, qu'avant sa dernière maladie il avait fait marché pour porter un mort au cimetière.

Luxations de la jambe. — On s'est moins occupé de la réduction des luxations anciennes des articulations suivantes. Je dirai seulement que les luxations de la rotule gênent peu la marche. De nombreux faits le prouvent, et j'ai vu moi-même un malade atteint d'une luxation de cet os en dehors, aux deux genoux. Le luxation était probablement congénitale, car il était atteint en même temps d'un bec de lièvre avec scissure de la voûte palatine et division du voile du palais. Son infirmité ne le gênait nullement dans la marche, et il pouvait faire des courses assez longues.

Les luxations de la jambe proprement dites sont ordinairement réduites au début. Lorsqu'elles persistent, les mouvements reparaissent et la gêne est peu considérable. Un seul malade, parmi ceux dont les observations ont été publiées, ne pouvait encore marcher parce qu'il éprouvait de vives douleurs dans l'articulation fémoro-tibiale, mais les mouvements d'extension et de flexion se faisaient avec facilité. Les autres marchaient très-bien et les mouvements étaient tout aussi libres qu'à l'état normal. Deux fois, il s'agissait de luxations incomplètes de la jambe en arrière (Malgaigne). Une fois, de luxation par rotation en dehors (Malgaigne). Une fois, de luxation incomplète en dehors (Désorméaux).

Luxations du pied. — Les désordres et l'inflammation qui accompagnent les luxations du pied, ont pour effet à peu près inévitable de fixer les os dans la position où ils ont été placés, et le malade conserve ordinairement une ankylose, qui doit être traitée comme toute autre ankylose.

Je veux seulement signaler quelques observations qui démontrent que la marche n'est pas compromise dans les luxations de l'astragale non réduites, alors même que cet os n'a pas été enlevé. M. Philipps (*London Med. Gaz.*) ne put parvenir à réduire une luxation de l'astragale en arrière, et se résolut à laisser l'os en place. Quelque temps après il apprit que l'os luxé ne causait que très-peu d'incommodité et que le malade marchait presque droit. Dans un autre cas le même chirurgien ne put réussir davantage à réduire l'astragale. Durant les trois premières semaines, il fut néces-

saire d'appliquer de temps en temps des sangsues et de
maintenir le membre dans un repos absolu pour réprimer
l'inflammation imminente. L'accident était arrivé en août.
Dans la première semaine de novembre, le malade pouvait
moyennant le secours d'un aide faire de courtes promenades,
et le premier janvier, à peine restait-il quelque claudication.
La nouvelle articulation acquit des mouvements très-étendus, et la seule incommodité qui soit restée est la nécessité
de porter un soulier dont le quartier ne s'élève pas assez
haut en arrière pour être en contact avec la saillie de l'astragale.

Dans ces deux cas la luxation était en arrière et l'astragale avait pu se loger entre la face postérieure du tibia et la
face antérieure du tendon d'Achille. Le résultat n'eût certainement pas été le même dans toute autre luxation.

MACHOIRE INFÉRIEURE.

Lorsque la luxation de la mâchoire inférieure n'est pas
réduite, l'aspect du malade se modifie peu à peu. Les arcades
dentaires se rapprochent, et les lèvres arrivent à se mettre
en contact, mais il en résulte toujours des inconvénients.

Hamilton prétend que si la luxation n'a pas été réduite, la
mâchoire inférieure se rapproche graduellement de la supérieure et que sa projection en avant diminue sensiblement.
La salive cesse de couler sur les lèvres, la déglutition et la
parole redeviennent possibles, la mastication se fait facilement, et en somme le patient, ajoute-t-il, n'éprouve pas
grand inconvénient du déplacement.

Robert Smith, parle d'une femme chez laquelle la mâchoire inférieure fut luxée pendant une attaque d'épilepsie.
On ne nota pas l'époque de l'accident, mais la mâchoire

resta luxée. A la fin de l'année, la malade pouvait parfaitement rapprocher les lèvres. Toutefois, elle était capable
d'ouvrir la bouche seulement dans une étendue limitée. Les
dents de la mâchoire inférieure restèrent sur un plan antérieur, mais le flux involontaire de salive avait cessé et la faculté de parler avait reparu.

Monro a vu un cas dans lequel, la luxation n'ayant été ni
reconnue, ni réduite, au bout de quelque temps, le malade
avait recouvré la faculté de faire exécuter à la mâchoire des
mouvements d'abaissement et d'élévation, sans néanmoins
pouvoir remettre en contact les dents des deux mâchoires.

Bavaton raconte l'histoire d'un jeune soldat qui, deux ans
après une luxation de l'un des condyles de la mâchoire, qui
n'avait pu être réduite, et qui ne put jamais l'être à cette
époque, mâchait et parlait quoique avec difficulté.

Une malade de Monteggia, au bout de quelques mois, fer-
mait la bouche, parlait et avalait avec facilité.

Sabatier a présenté à l'Académie de chirurgie une femme
qui s'était luxé la mâchoire un an auparavant. Les mâchoires étaient un peu écartées, le menton saillant en avant.
La malade pouvait parler, empêcher l'écoulement de la salive au dehors par le moyen des lèvres, mâcher même, sans
doute avec difficulté, et avaler.

D'après Malgaigne, la luxation précédente pourrait bien
être la même que celle dont parlait Capuron, qui avait
gardé la luxation toute sa vie, parlant, mâchant et avalant,
sans autre inconvénient que le défaut de rapport des arcades dentaires.

Tels sont les faits connus, par lesquels on peut établir le
pronostic des luxations de la mâchoire inférieure qui n'ont
pas été réduites.

PROPOSITIONS QUI RÉSULTENT DE CE TRAVAIL

En général, lorsqu'une luxation n'a pas été réduite, il se forme une articulation nouvelle qui devient mobile, et peut à la longue remplacer l'articulation normale.

L'exercice augmente la mobilité, et modifie la néarthrose de manière à la rendre apte à exécuter des mouvements souvent très-étendus.

Il ne faut donc pas abandonner une luxation que l'on n'a pu réduire, car il est encore possible de faire beaucoup pour le blessé.

On peut, avec le temps, rétablir par degrés et sans violence les fonctions du membre luxé, d'une manière suffisante pour que le malade, en certains cas, regrette peu de ne s'être pas soumis aux manœuvres de la réduction.

De là il résulte, qu'en présence d'une luxation, quelle qu'en soit la date, si un examen très-attentif révèle un danger, il vaut mieux chercher à rétablir les mouvements, que tenter la réduction.

Mais on ne doit jamais confier le traitement au blessé. Le chirurgien seul saura, sans être nuisible, imprimer au membre luxé des mouvements méthodiques et réellement utiles.

Une résistance excessive des muscles aux moindres tractions, un engorgement étendu des parties molles, la dégénérescence athéromateuse de l'axillaire, et d'une manière générale toute lésion des vaisseaux et des nerfs dans les luxations de l'épaule, sont une contre-indication aux tentatives de réduction par les méthodes dites de force.

La force, dans les luxations les plus anciennes, doit respecter certaines limites, qui varient suivant le malade ou suivant la lésion, et qu'il est difficile d'apprécier dans chaque cas particulier.

Cela posé, et en dehors de toute contre-indication, lorsqu'on est en présence d'une luxation qui n'a pas été réduite, que doit-on faire?

À l'épaule. — 1° On doit réduire : Les luxations sous-coracoïdiennes et sous-glénoïdiennes jusqu'au troisième mois inclusivement ;

Les intra-coracoïdiennes et les sous-claviculaires jusqu'au deuxième mois seulement ;

Les sous-épineuses et les sous-acromiales, jusqu'à une époque plus reculée, jusqu'au cinquième mois et peut-être jusqu'au sixième, parce qu'il est possible d'agir directement sur l'extrémité luxée et qu'on a comparativement peu de dangers à craindre.

2° On peut dépasser ces limites, si les conditions paraissent très-favorables, pourvu que l'on se garde de développer un excès de force qui deviendrait pernicieux.

A l'avant-bras. — On doit réduire jusqu'au second mois, inclusivement.

Il est possible de dépasser cette limite, mais il faut se rappeler que l'avant-bras non réduit devient par l'exercice presque aussi utile que réduit.

A la hanche. — La réduction doit être tentée jusqu'à la fin du deuxième mois. Au delà, les succès sont rares et leur nombre ne dépasse pas celui des insuccès et des accidents réunis.

INDEX BIBLIOGRAPHIQUE

Académie royale de chirurgie. + Lux. de *la hanche*. Moreau, t. II. Guyennot, t. V.

Académie de médecine. — 1° *Épaule*. Lisfranc, 1828. Lepelletier, 1834. Sédillot, 1840. Malgaigne, 1837-1840. — 2° *Poignet*. Scoutetten, 1840.

Académie des sciences. — 1° *Épaule*. Sédillot, 1835-61. — 2° *Mâchoire*. Buisson, 1852.

Bulletins de la Société anatomique. — 1° *Épaule*. Bordet, Baron, 1836. Beaugrand, Prestat, Godin, 1837. Demeaux, Thore, 1839. Deville, 1843. Lépine, Désormeaux, 1844. Broca, 1847. Parmentier, 1852. Duguet, 1862. Jolivet, 1864. — 2° *Coude*. Hermelin, 1838. Verneuil, 1851. Dubois, 1852. Tassel, 1855. Saleron, Trélat, 1858. Pamard, Labbé, Houel, Guyon, 1859. Duguet, 1863. Jolivet, 1855. Langlet, 1868. — 3° *Poignet*. Padieu, 1837. — 4° *Pouce*. Deville, 1847. Gérin-Roze, 1858. — 5° *Métacarpiens*. Foucher, 1856. — 6° *Lux. de la hanche*. Maisonneuve, 1839. Cruveilhier, 1837. Fournier, Foville, 1855. Murelle, 1857. Duguet, 1863. — 7° *Rotule*. Tainturier, 1854. — 8° *Astragale*. Foucher, 1854.

Bulletins de la Société de chirurgie. — 1° *Épaule*. Avrard, Huguier, 1848. Maisonneuve, Forget, Dionis, Larrey, Chassaignac, Denonvilliers, Lenoir, Malgaigne, Sédillot, 1850. Richet, Marjolin, Chassaignac, 1852. Champenois, 1862. Verneuil, Guérin, 1866. — 2° *Coude*. Maisonneuve, 1848. Morel-Lavallée, 1849-61. Roux, 1852. Trélat, 1861. — 3° *Pouce*. Huguier, Robert, 1847. Lenoir, 1852. — 4° *Fémur*. Huguier, 1850. Broca, Tillaux, 1868. — 5° *Lux. en général*. Velpeau, Richet, 1866.

Archives. — 2ᵉ série, t. III. Rognetta (Lux. de l'astragale). 3ᵉ série, t. I. Lettre de Malgaigne à Velpeau sur une luxation du tibia en arrière non réduite. 3ᵉ série, t. III. Velpeau (Lux. sousépin.). 3ᵉ série, t. X. Danjau (Lux. du radius). 4ᵉ série, t. VI. Spender (Lux. extr. inf. du cubitus).

Journal de chirurgie. — Huguier, t. III. Daugier, Schnender, 1844. Houston, 1845. Blandin, 1848.

Revue médico-chirurgicale. — 1º *Épaule.* Malgaigne, 1850. Notta, 1853. Fano, Rouyer, 1855. — 2º *Coude.* Malgaigne, 1850-53-54. Dubreuil, 1855. Pamard, 1854. — 3º *Pouce.* Gensoul, 1851. — 4º *Clavicule.* Foucard, 1852. — 5º *Fémur.* Muston, 1849. Malgaigne, 1850-51. Notta, 1854. — 6º *Tibia.* Désormeaux, 1852. — 7º *Mâchoire.* Laforgue, 1854.

Gazette hebdomadaire. — Bidard, 1856. Desgranges, 1867. Rizet, 1867.

Gazette médicale. — Sédillot, 1834-1839. Rizet, 1862. Stromeyer, 1837.

Gazette des Hôpitaux. — 1º *Épaule.* Lisfranc, Malgaigne, Velpeau, 1840. — 2º *Coude.* Cloquet, 1839. Thierry, 1840. Richet, 1845. Robert, 1847-49. Velpeau, De Mayer, 1848. Malgaigne, 1849. Maisonneuve, 1850. Chassaignac, 1852. — 3º *Pouce.* Demour, 1847. Gosselin, Gensoul, 1850. — 4º *Fémur.* Lenoir, 1849. Malgaigne, 1848. — 5º *Mâchoire inf.* Pamard, 1852.

Journal des connaissances médico-chirurgicales. — Velpeau, Daugier, 1844. Gorré, 1846.

The Lancet. — William Wallace, 1834. Houghton, 1845. J. Nash, 1845. Edwards, 1856. Landsale, 1858.

The London medical Gazette. — Lux. du fémur, 1834. Philipps, 1834. Adair Lawrie, 1838. Brow, 1852.

Guy's hospital reports. — Hall O'Beirne, Adams, 1836. Hingeston, 1840. Oldnow de Nottingham, 1845.

Dublin medical Press. — Donovan, 1842. Tuffnell, 1853-1854.

The Edimburg medical and surgical Journal. Syme, 1838. Starck, 1848. Hargrave, 1837.

Atti. — Opuscules de la Société de Bologne, t. I (1817).

Bartholin. — Obs. et histor. chirurg. (Genève, 1670).

Ch. Bell. — A Syst. of operat. Surgery.

Bichat. — Mémoire sur les luxations de l'humérus.

Billroth. — Traité de pathologie chirurgicale générale.

Blumhardt. — Gazette médic. de Strasbourg, 1846.

Bonnet. — Appareils du mouvement, 1848.

Bonn. — De humero luxato, 1782.

Bordenave. — De luxationibus. Thèse de Paris, 1778.

Bottentuit. — De luxationibus humeri. Thèse, Paris, 1778.

Boyer. — Œuvres chirurgicales.

Brun. — Journal de médecine de Lyon, 1844.

Buisson. — Tribut à la chirurgie. — Annales de chirurgie, t. IX.

Capelletti. — Annali universali di tota medicina. T. 76.

Capuron. — Thèse, 1801.

A. Cooper. — On dislocations and fractures. — Œuvres complètes.

Cruveilhier. — Anatomie pathologique.

Delamotte. — Traité de chirurgie.

Delpech. — Clinique chirurgicale de Montpellier.

Dénucé. — Thèse inaug., 1854.

Denonvilliers et Gosselin. — Compendium de chirurgie.

Dolbeau. — Dictionnaire des sciences médicales (art. Aisselle).

Donovan. — Dublin medical Press.

Douglas. — London and Edimburgh monthly Journal, 1843.

Dieffenbach. — Gazette médicale de Berlin.

Dupuytren. — Leçons orales. 2e éd., t. III.

Duverney. — Maladies des os, t. II.

Emmert. — Schmidt, 1847.

Empis. — Thèse inaug., 1850.

Erichsen. — Science of Surgery.

Flaubert. — Répertoire d'anat. et de physiol., t. III.

Froriep. — Luxations, 1834.

Fab. d'Aquapendente. — Livre V.

Fab. de Hilden. — Obs. de chirurgie.

Gibson. — The institutes and practice of Surgery, t. I.

Galien. — De officina medici.

Gockelius. — Gallicinium medico-practicum, 1700.

Gordon. — Dublin Hospital reports, 1845.

Giraldès. — Des lux. de la mâchoire. Thèse d'agrégation.

Gerdy. — Annales de chir. française et étrangère.

Gross S. — A System of Surgery.

Guy de Chauliac. — Œuvres chir.

Hamilton. — On fractures and dislocations. American Journal, 1837.

Howard. — The medical Magazine.

Houel. — Traité d'anat. pathol.

Hippocrate. — Ed. Littré, t. IV.

Huter. — Wirchow's Arch., t. XXV-XXVI.

Lassus. — Path. chir., t. II.

L. Le Fort. — Dictionnaire des sciences médicales (Axillaire).

Laroche. — Thèse de Strasbourg, 1813.

Leveillé. — Nouvelle doctrine chirurgicale, t. II.

Loesecke. — Observations in chirurgie de Wagner. Paris, 1757.

Malgaigne. — Fractures et Luxations.

Marx. — Répertoire d'anatomie et de physiologie, t. VII.

Mayor. — La chirurgie simplifiée.

Morel-Lavallée. — Thèse de concours pour la chaire de clinique chir., 1851.

Oribase. — Traité des machines.

Paletta. — Exercitationes pathologicæ.

J.-L. Petit. — L'art de guérir les maladies des os, 1705.

Pelletan. — Clinique chirurg., t. II.

Piel. — Thèse inaug. Strasbourg, 1851.

Platner. — Institut. chirurg., 1745.

Pouteau. — Œuvres posthumes.

Ribes. — Thèse inaugurale, 1803.

Riberi. — Opere minori. Turin, 1851.

Rist. — Thèse inaug. Strasbourg, 1803.

Rostini. — Compendio di totta la cirurgia.

Simon. — Langenbeck's Archiv fur chirurgie (VIII).

Sandifort. — Dissertatio de vitiis nonnullis acquisitis. art. coxæ.

Stacquez. — Bulletin de la Soc. de méd. de Gand, 1841.

Tuffnel. — Dublin medical Press.

Toogood. — American Journal of medical sciences, 1837.

Turner. — Edimburg medico-chirurgical Society's Transactions. V. III.

Thomson. — Medical observations and inquiries. V. II.

Verduc. — Opérations de la chirurgie, 1693.

Paris. — Typ. Pillet fils aîné, 5, rue des Grands-Augustins.